看護を教える人のための

RUBRIC
ルーブリック
導入講座

［編集］北川 明
順天堂大学保健看護学部教授

医学書院

《編者略歴》

北川　明 さたがわ　あきら
順天堂大学保健看護学部精神看護学領域教授
京都府生まれ。大阪大学医学部保健学科看護学専攻卒業。5年間の臨床経験の後、2004年、広島県立保健福祉大学(当時)看護学科助手。2005年、広島大学大学院保健学研究科助手。2006年、同助教。2008年、福岡県立大学看護学部講師。2013年、防衛医科大学校医学教育部看護学科設置準備室准教授。2014年、同精神看護学講座准教授。2018年、帝京平成大学ヒューマンケア学部看護学科教授を経て、2021年より現職。ルーブリック評価を取り入れたカリキュラムとその効果に関する研究、発達障害傾向の看護学生に対する支援とその体制に関する研究を主テーマとする。主著に『経験型実習教育　看護師をはぐくむ理論と実践』(共著、医学書院、2015年)、『看護を教える人のための　経験型実習教育ワークブック』(編集、医学書院、2018年)、『発達障害のある看護職・看護学生支援の基本と実践』(編集、メジカルビュー社、2020年)、『精神看護学概論』『精神看護学援助論』(編著、理工図書、2024年)などがある。趣味は、ビリヤードと読書。お勧めの本は、サリンジャーの『ライ麦畑でつかまえて』(原著1951年、邦訳多数)。

看護を教える人のための　ルーブリック導入講座

発　行　2024年9月1日　第1版第1刷©

編　集　北川　明

発行者　株式会社　医学書院
　　　　代表取締役　金原　俊
　　　　〒113-8719　東京都文京区本郷1-28-23
　　　　電話　03-3817-5600(社内案内)

印刷・製本　三報社印刷

本書の複製権・翻訳権・上映権・譲渡権・貸与権・公衆送信権(送信可能化権を含む)は株式会社医学書院が保有します.

ISBN978-4-260-05707-3

本書を無断で複製する行為(複写,スキャン,デジタルデータ化など)は,「私的使用のための複製」など著作権法上の限られた例外を除き禁じられています.大学,病院,診療所,企業などにおいて,業務上使用する目的(診療,研究活動を含む)で上記の行為を行うことは,その使用範囲が内部的であっても,私的使用には該当せず,違法です.また私的使用に該当する場合であっても,代行業者等の第三者に依頼して上記の行為を行うことは違法となります.

JCOPY〈出版者著作権管理機構　委託出版物〉
本書の無断複製は著作権法上での例外を除き禁じられています.複製される場合は,そのつど事前に,出版者著作権管理機構(電話 03-5244-5088,FAX 03-5244-5089,info@jcopy.or.jp)の許諾を得てください.

執筆者一覧
（執筆順）

北川　明　　　順天堂大学保健看護学部教授
永井菜穂子　　帝京平成大学ヒューマンケア学部准教授
小室葉月　　　帝京平成大学ヒューマンケア学部講師
大和広美　　　西武文理大学看護学部専任講師
土居稚奈　　　順天堂大学保健看護学部
髙野幸子　　　順天堂大学保健看護学部講師

はじめに

　私がルーブリックと出会ったのは、おおよそ10年前のこととなる。その当時、私は防衛医科大学校医学教育部において、看護学科設立の準備をしていた。学科を新たに立ち上げるにあたり、学生たちをどこに導くか、どのような段階を踏んで教育をしていくかについて頭を悩ませ、設立準備室長である安酸史子先生（現・日本赤十字北海道看護大学学長）と日々議論を重ねていた。そうしたなか、ディプロマ・ポリシー到達のための長期的ルーブリックを作成していったことが、その付き合いの始まりである。

　ルーブリックをつくるうえで、最も困難であったことは、育成したい能力を具体化することであった。例えば、「他者を思いやる力」とはどのような力で、何ができればよいのか。そして、その能力を育成するためには、どのような教育を行えばよいのか――。これらの教育をするうえで当然考えなければならないことを、私はそれまで突き詰めて考えてこなかったことに気づかされた。ルーブリックを作成することで、どのような学生を育てたいと思っているのかが、より明確な像として私のなかで具体化されていった。このことから私は、ルーブリックをつくることは、学生のためになるだけでなく、教員が教育と向き合うために必要なツールであると考えるようになったのである。

　教育とは、教師が知識や技術を伝達するだけの行為ではない。知識や技術が学生のなかに根づき、生きるなかで使えるようにならなければ、教育ができたとはいえないのではないかと私は思う。このような教育を為しえるためには、学生に何ができるようになってほしいのか、どうなってほしいのかを具体的にイメージしていくことが必要であろう。

　本書は2018年に刊行した『看護学実習に役立つルーブリック作成法と実用例』（日総研出版、絶版）が幸い好評をいただけたことを受け、その後の実地での工夫や研究成果を含めて内容をアップデートし、現在の看護基礎教育のニーズに沿えるよう力を尽くしてまとめたものである。
　構成としては、第Ⅰ講から第Ⅵ講に分けて、ルーブリック全般の説明からその作成と導入に至る具体的な手順を、各実例別に段階を踏んで紹介している。ルーブリックを作成する際に、教育目標を具体化するために、実際にどのように考えていくかについても、できる限り丁寧な解説を心がけたつもりである。読者の皆様に、ルーブリックを作成することは、教師のなかにある理想とする学生像を具体化し、言語化していくことであり、教育を突き詰めて考えていくことであると実感していただけたら本望である。

本書が読者の日々の業務の役に立ち、学生の学びを通して患者の幸福につながるものであることを願う。

　2024年初夏

北川　明

【看護教育・研究のためのオンラインプラットフォーム NEO（ネオ）】から、本書に対応する講義動画「教育評価に役立つルーブリック講座」［基礎編・作成編・応用編］を配信中です。本書掲載のルーブリックの実例をダウンロードすることができます〔2024年9月現在〕。

コンテンツの掲載は予告なく変更・終了することがあります

目 次

はじめに v

第I講 基本をおさえる（北川 明） 1

1 時代の変化と教育の進化 2

2 看護を教える人にとっての評価 4

3 評価の種類 5
相対評価と絶対評価 5
形成的評価 6
完全習得学習 6
形成的評価とルーブリック 7

4 看護学教育での評価の現状 9

5 教育目標の分類体系 11
領域ごとの段階と目標 11
行動目標における行為動詞 13

6 パフォーマンス評価とルーブリック 15
ルーブリックとは 15
ルーブリックの活用とその展開 16

7 ルーブリックの基本構造 17
課題の書き方 17
評価観点の配置 18
評価尺度の設定 18
評価基準の表記 19

第II講 作成にとりかかる (北川 明) … 23

1 良いルーブリックとは　24
測定の妥当性 … 24
測定の信頼性 … 25

2 良くないルーブリックとは　26

3 ルーブリック作成の演繹的方法　28
Step 1　振り返り … 28
Step 2　リストの作成 … 29
Step 3　グループ化と命名 … 30
Step 4　表の作成 … 31

4 ルーブリック作成の帰納的方法　32
Step 1　振り返り … 32
Step 2　採点と並べ替え … 32
Step 3　特徴抽出 … 32
Step 4　評価観点の命名 … 33

5 抽象的な目標からのルーブリック作成　34

6 ルーブリックの段階のつけ方　35
1. 程度による段階づけ … 35
2. 達成個数による段階づけ … 35
3. 条件の変化や追加による段階づけ … 36
4. 動詞の変化による段階づけ … 36
5. 教員の助言量による段階づけ（使用は勧めない） … 36

7 ルーブリック作成後のチェック　37
看護学実習での活用 … 38
ルーブリックの分量 … 39

第III講 活用を心がける（北川 明） … 43

1 ルーブリックの導入方法　44
ルーブリックそのものの説明を … 44

2 ルーブリックを使った採点方法　45

3 ルーブリックと授業改善　50

4 見直しとブラッシュアップ　51
教員の印象と採点結果のズレ … 51
教員間での評価結果のズレ … 51

第IV講 実例で学ぶ―領域別―　53

1 基礎看護学演習（永井菜穂子・北川 明）　54
目標を設定する … 54
目標を具体化する … 54
演習例概要 … 55

2 在宅看護学実習（小室葉月・北川 明）　60
目標を設定する … 60
目標を具体化する … 60
実習例概要 … 61

3 成人看護学実習I（周手術期）（大和広美・北川 明）　64
目標を設定する … 64
目標を具体化する … 64
実習例概要 … 67

4 成人看護学実習II（慢性期）（永井菜穂子・北川 明）　71
目標を設定する … 71
目標を具体化する … 71
実習例概要 … 73

5 小児看護学実習 (小室葉月・北川 明) ... 76

目標を設定する ... 76
目標を具体化する ... 76
実習例概要 ... 80

6 母性看護学実習 (大和広美・北川 明) ... 86

目標を設定する ... 86
目標を具体化する ... 86
実習例概要 ... 87

7 老年看護学実習 (土居稚奈・北川 明) ... 90

目標を設定する ... 90
目標を具体化する ... 90
実習例概要 ... 95

8 精神看護学実習 (髙野幸子・北川 明) ... 101

目標を設定する ... 101
目標を具体化する ... 101
実習例概要 ... 103

第Ⅴ講 実例で学ぶ―汎用型― ... 111

1 レポート課題（臨地実習）(髙野幸子・北川 明) ... 112

目標を設定する ... 112
目標を具体化する ... 112

2 コミュニケーション (土居稚奈・北川 明) ... 116

目標を設定する ... 116
目標を具体化する ... 116

3 患者理解 (小室葉月・北川 明) ... 120

目標を設定する ... 120
目標を具体化する ... 121

4 主体的な学びの態度 (髙野幸子・北川 明) 125
目標を設定する ... 125
目標を具体化する ... 125

第VI講 発展を意識する (北川 明) ... 129

1 ルーブリックのもたらす効果 130
短時間で評価ができる ... 130
フィードバックをすぐに的確に行える ... 131
教員の振り返りが容易になる ... 131
学生が課題に対して前向きに取り組むようになる ... 131
複数教員で教育に関する考え方を共通化できる ... 132
学生の思考訓練になる ... 132
教員が学生に成績の説明がしやすくなる ... 132
複数教員または長期的な点数をつけるときに評価が一貫しやすくなる ... 133

2 学びの過程をつかむICEモデル 134
Ideas アイデア ... 134
Connections つながり ... 134
Extensions 応用 ... 134
ICEモデルをどう活用するか ... 136

3 採点指針ルーブリック 138

4 長期的ルーブリック 139

5 評価する教員側の成長を促すもの 143

おわりに ... 145
索引 ... 147

装丁・デザイン ことのはデザイン (荒川浩美)

第 I 講

基本をおさえる

時代の変化と教育の進化

　2005(平成17)年の中央教育審議会答申「我が国の高等教育の将来像」において、21世紀は、新しい知識・情報・技術が政治・経済・文化をはじめ、社会のあらゆる領域での活動の基盤として飛躍的に重要性を増す、いわゆる、知識基盤社会(knowledge-based society)の時代であると述べられていた。インターネットを社会インフラとして、情報伝達やコミュニケーションが距離や時間を超えて即座に行われる社会のことである。約20年を経た現在、それが当たり前の世の中になった。

　このような社会においては、知識はグローバル化され、世界中で共有化されている知識をもとに新しい知識や技術の開発が促進されていく。知識の進展には旧来のパラダイムの転換を伴うことが多く、幅広い知識と柔軟な思考力にもとづく判断が一層重要になる。この知識基盤社会を生き抜いていくためには、単に知識がたくさんあればよいというものではなく、世界中にあふれる知識を取捨選択し、活用し、さらに新しい知識を生み出していく思考力、判断力、表現力が必要であると言われている。そして何より、次々と生み出される知識を更新していくために主体的に学ぶ姿勢が重要である。これからの高等教育では、知識をため込むだけでなく、積極的に使いこなすような力量を身につけさせる必要があるといえる。

　このような高等教育の流れとは別に、看護師を育成する基礎教育においては、元来患者のケアを実践していくための看護実践能力と、複雑化する医療のなかでさまざまな状況に対応するための思考力、判断力、問題解決能力といった知識や技能を使いこなす能力の育成が求められてきた。こうした能力の育成においては、従来の教員から学習者へ知識を教授するという単なる講義だけでは不十分であり、学習者自身が自ら学び能力を獲得していく学習パラダイムへの転換が求められる。

　能力とは、「物事を成し遂げることのできる力」と一般には定義され、どのような行動をとるか、その行動によってどのような結果になったかで示されるものである。すなわち、能力を育成するということは、教員が「何を教えるか」よりも、学習者が「何ができるようになるか」という視点が重要であり、学習者を主体とした教育への転換が必要ということである。この学習パラダイムへの転換によって、教育者の役割は、知識の伝達者だけではなく、学習者が自らの能力や才能を引き伸ばす経験ができるよう、学習方法や環境を整える設計者となった。

　学習者の能力を育成するための方法として、アクティブ・ラーニングがある。

　それを最初に概念化したとされるボンウェルは、「活動およびその活動についての思考に学習者を巻き込むこと」[1]と定義して、以下の5点にまとめた。

> **アクティブ・ラーニングのポイント**
>
> ❶ 学習者は、「聴く以上のこと」を行う。
> ❷ 情報の伝達よりも学生の技能の育成に重きが置かれる。
> ❸ 学習者は、高次の思考(分析や統合・評価)を働かせる。
> ❹ 学習者は、活動(読む・議論する・書くなど)に従事する。
> ❺ 学習者自身の態度や価値の探求に重きが置かれる。

アクティブ・ラーニングは、技能の育成に重きが置かれていると同時に、高次の思考を働かせるものであり、学習パラダイムにおける主要な教育方法といえる。

＊　＊　＊

われわれ看護教員は、学習者の能力を育成するために、知識の伝達だけでなく、反転授業、プロジェクト学習、看護技術演習、臨地実習などのアクティブ・ラーニングをどのように使用していくかを考えることが求められているのである。

文献
1) Bonwell C, Eison JA (著), 高橋 悟 (監訳)：最初に読みたいアクティブラーニングの本, 海文堂出版, 2017.

Column　看護教員のなすべきこと

　われわれ看護教員は、学生に看護を教えることを生業としている。看護実践について3～4年、実地で学ばれた後に看護教員となられている方が大半であろう。では、教員になるための学習はどれほど行ってこられたであろうか。「看護教員養成課程で1年間学んだ」「大学や大学院で看護教育学を修めた」という方が多いのではないかと思う。当然のことながら、教員という職もまた専門職である。学生たちの今後のキャリアに多大な影響を及ぼす立場である。そうであるならば、看護教員はもっと教育について学んでいかなければならないのではないかと思う。そして、学生の教育成果は教員の責任であるという意識をもつことが必要ではないか。

　もちろん、家庭の事情やプライベートでの出来事によって、学習に身が入らないということもある。しかし、学習成果の原因を学生の側にばかり置いてしまっていては、われわれ自身の成長が阻害されてしまうだろう。つい、「今年の学生はあまり出来が良くない……」、そんな言葉を発したことはないだろうか。入学者の基礎学力やグループダイナミクスによって、学習成果が思うように得られないこともあるかもしれない。そのようなとき、学習成果が得られない原因が学生にあると考えるのではなく、自らの教育を問い直すことが必要なのではないかと思う。

2 看護を教える人にとっての評価

　医療や看護だけでなく、あらゆる分野の活動は、その進歩・向上のために、活動内容の確認とそれにもとづく改善を必要としている。そうした事業管理において、非常によく使われてきた言葉が**PDCA サイクル**(Plan-Do-Check-Act cycle)である。ここでの**「Check」**とは**評価**のことであり、「計画(P)に沿った実行(D)ができていたのか、実行した結果(A)が良かったのか悪かったのか」を判断することを意味する。われわれ看護学の教員は、看護を学ぶ学習者に対して教育活動を行っており、それらは、学習者が「看護実践能力を獲得する」という特定の教育目標を達成するために行われるものである。このような教育活動を進めていくうえで、評価はさまざまなところで必要とされる。

　教育活動と直接的に関係する評価としては、以下の4点が主要なものといえるだろう。

> **教育活動と直接的に関係する評価**
>
> ❶ これから教育を受ける学習者にどのような能力があるかを査定し、教育目標を達成するための教育を受けていく準備が整っているかどうかを判断する。
> ❷ 学習者の現在の学習特性や既習事項などを把握し、効果的な教育方法や教育内容を考えていく。
> ❸ 教育活動を行っていくなかで、学習者の反応や進行度を査定し、教育活動に修正を加える。
> ❹ 学習者が教育目標をどの程度達成できたかを評価し、教育活動全体を振り返る。

　この4つの評価を行うことで、教育活動がより質の高いものとなり、教育目標の達成を効率よく進めていくことができるようになる。このように教育活動にとって、評価は必要不可欠であり、**何をいつ、どのように評価していくか**は、教育内容を考えるのと同じくらい重要なものであるといえる。

　このように、評価は教育活動に欠かせないものであるが、**学習者の学習成果を把握し、その良し悪しを判断すること**は容易なことではない。

　単純な知識量であれば、客観テストを用いて誰もが同じ評価を行うことができるが、学習者の「物事をなし遂げることのできる力」を評価するためには、育成したい能力を定義し、それにもとづく具体的な行動や行動による結果を、客観的かつ測定可能な基準として定める必要がある。

　看護学教育においては、領域実習の目的として、看護実践能力の育成をめざすことが大半であると筆者は考えるが、実習評価を行うためには、めざす看護実践能力とは、何をなし、どのような結果を得なければならないかを定義する必要がある。

　看護を教える人にとっての評価とは、**看護とは何かを考え、それを測定可能な基準となるように具体化することができなければなし得ないもの**であり、自らを看護のそれをプロフェッショナルとしてより成長させていくものであると思う。

3 評価の種類

　評価は、その対象や時期、評価者、目的によって区分することが可能である。
　例えば、評価の対象で区別するならば、事業を行う体制や構造を評価するストラクチャー評価、事業の活動状況といった過程を評価するプロセス評価、事業による成果物を評価するアウトプット評価、事業全体の成果を評価するアウトカム評価がある。
　看護教員が頻用するものを時期で分類すると、以下の3つのものがある。

> **時期で分類できる教育評価**
> ❶ **診断的評価**：学びの前に行い、クラス分けなどに使用する。
> ❷ **形成的評価**：学びの途中で行い、教育方法の修正資料とする。
> ❸ **総括的評価**：学びの後に行い、教育目標の達成度を確認する。

　ほかにも評価主体によって区分するのであれば、自己評価、他者評価、相互評価があり、目的別であれば、管理目的評価、指導目的評価、学習目的評価、研究目的評価がある。
　さらに、評価結果の解釈で分類すると、以下の3つのものがある。

> **評価結果の解釈で分類できる教育評価**
> ❶ **絶対評価**：教育目標の内容そのものに対する学習者の到達状況を見る。
> ❷ **相対評価**：集団内における学習者の順位や偏差値などで見る。
> ❸ **個人内評価**：学習者の過去の状況と比べてみる。

　このような評価分類の詳細については成書に譲るが、本書でこれから解説していくルーブリックは、基本的には学習者の到達状況を見るための絶対評価を基本としていることを前提とされたい。

相対評価と絶対評価

　相対評価は、集団内の人々を評価基準とした評価であり、他者との比較によって、相対的な位置を明らかにする。集団を基準にし、その基準集団での得点分布に照らして個々の学習者の得点を評価する方法である。具体的には、基準集団での平均が50になるように得点換算した偏差値や、正規分布と呼ばれる理論的な分布を想定して、上位から7％、24％、38％、24％、7％を5、4、3、2、1に割り振る5段階相対評価がある。
　相対評価は、どの集団を基準とするかによって評価が大きく異なる可能性があり、基準集団がど

のようなレベルの集団であるかという知識なしには、評価結果が意味をもたない。例えば、ある学校ではクラスのほとんどが満足すべき学力水準に到達しているのに、別の学校ではクラスの上位数名のみがその学力水準に達しているという学校の学力格差が存在しているとする。そうした場合、前者の学校では5段階評価の3と評価された学生であっても、実際の学力からいえば満足すべき水準に達しているのに対して、後者の学校においては、5段階評価において4と評価された学生であっても満足すべき学力水準に到達していないということが起こるのである。このように、相対評価は他者との比較による相対的な評価であると同時に、評価結果が基準集団の選択に依存するという意味においても相対的な評価なのである。

これに対して、絶対評価とは、他者との比較を行うことはせず、目標に対する到達度や何らかの基準に対する満足度の評価である。一般的には、絶対評価とは「目標に準拠した評価」を指す。例えば、解剖学の試験において「12の脳神経の名称とその働きを説明できる」という教育目標があるとき、いくつ正しく説明することができれば目標を達成したとみなすかという基準を設定し、それにもとづいて「達成」「未達成」の判断を行う評価法である。

形成的評価

もともと、「形成的評価」という言葉を初めて用いたのは、スクリバン[1]である。スクリバンは、カリキュラム開発に関する評価の役割を論じるなかで、カリキュラムの内的構成を改善させるために行われる各種の評価の総称を形成的評価と呼び、それによって完成されたカリキュラムの全体的な望ましさを評価するものを総括的評価と呼んだのである。

この形成的評価を、クラスにおける教育活動においても重要であると強調したのがブルーム[2]である。形成的評価は、教育活動の途中でその成果を中間的に把握し、それにもとづいて指導方法や進め方に変更を加えたり、必要な補充的教育を行ったり、一人ひとりの学生の実態に合わせた学習課題を課したりするような評価のあり方である。その条件として必要なことは、「どう次につなげるか」を考え、新しい教育活動を始めることである。

例えば、授業の途中に小テストを行い、学生の理解度を確認したとしても、その結果を返さず、何も新しい教育活動を始めないのであれば、その小テストは形成的評価とは呼ばない。

完全習得学習

1960年代初めに、キャロル[3]は、「学習者には目標を達成できるものと達成できないものとがいるが、それはその学習ペースが違うためであり、それぞれ個別に十分な時間をかければ皆が目標を達成できるはずである」として、時間モデルを提唱していた。ブルームは、この時間モデルを前提としながら、一斉授業の枠組みでも全員が目標を達成できるようにモデル化した。これが、完全習得学習(マスタリー・ラーニング)[4]である。まず教育目標を具体化し、それを教員と学習者が共有したうえで学習のプロセスを系統化し、授業の要所要所で形成的評価を行い、学習者の教育目標到達度を確認する。そして、その到達度に応じて、目標に達していない学習者に対しては再学習か補充学習を行い、すでに目標に到達している学習者に対しては、より学習を深めるための深化学習を行わせ

る。この一連の手続きによって、学習者全員が最低限の基準をクリアして次の単元に進むことができる、という考えである。

　この完全習得学習の重要なポイントは、教育目標の具体化と形成的評価にある。

　教育目標の具体化とは、学習の過程を考慮に入れ、かつ到達度を明確に評価することを前提にしたものであり、目標の記述には「…を理解する」といった多義的用語の使用を避け「…を分類する」「…を予測する」といった外示的行動を表す用語を使うことが推奨される。

　さて、この完全習得学習であるが、筆者は看護学の実習教育において同様のことが行われていると考えている。実習は、学生に対して明確な教育目的と目標を示すことから始まる。実習は、ある一定のスケジュールに沿って行われており、教員は学生の看護実践や記録を確認し、目標達成に向けて細やかなフィードバックを行っている。それには、再学習または補充学習を促すことや、より深めるための深化学習を促すことも含まれる。

　こうした形成的評価とフィードバックのくり返しにより、学生は看護実践能力を身につけていくことができるのである。筆者たちは、看護実践能力を育成するという目標の達成をめざして学生に教育を行っており、学生全員が目標を達成することを望ましいと考えているのは、どの環境においても共通するところであろう。

形成的評価とルーブリック

　さらに、形成的評価とフィードバックを効果的なものとするためには、以下のような条件があると筆者は考えている。

形成的評価を効果的に使うための4条件

❶ 学生を正しく評価すること
❷ 評価がダメ出しになっていないこと
❸ 評価からフィードバックまでの時間を短くすること
❹ 頻繁にフィードバックを行うこと

---

　❶のためには、信用できる評価(評価者)が必要である。

　❷については、形成的評価は「どう次につなげるか」を考えたものであり、ここを改善すればもっと目標に近づけるというフィードバックが重要である。

　❸と❹は、過去にいくつかの研究[5]において、フィードバックまでの時間が空けば空くほど、フィードバックの価値が低下することが示されているからである。

表 I-3-1　本書で想定しているルーブリックの使用場面

評価時期	評価目的	評価主体	評価対象
教育途中 （形成的評価）	・学生の学習方法の改善（学習目的） ・教育方法の改善（指導目的）	・学生（自己評価） ・教員	・成果物（レポートなど） ・パフォーマンス（演習・実習など）
教育終了時 （総括的評価）	・学生が目標達成できたかどうか ・学生の課題発見（学習目的） ・教育カリキュラムの見直し（管理目的）	・学生（自己評価） ・教員	・成果物（レポートなど） ・パフォーマンス（演習・実習など） ・学生の目標到達度

　これらの条件を考えたとき、ルーブリックは形成的評価に非常に有効なツールであるといえる。ルーブリックの特徴については「7. ルーブリックの基本構造」（p.17）にて詳しく解説するが、ルーブリックは評価基準が明確になるため、評価が客観的であり、かつ評価を短時間で行いやすい。合わせて、学生自身が自分に何が不足しており、次の段階は何ができるようになればよいかが見てわかるという特徴があるため、形成的評価とルーブリックは非常に相性が良いのである。

＊　＊　＊

　本書では、ルーブリックの使用場面として表 I-3-1 の状況を中心に述べていく。

文献

1) Scriven M：The methodology of evaluation（perspectives of curriculum evaluation, and aera monograph series on curriculum evaluation, no. 1），Rand McNally, 1967.
2) Bloom BS, Hastings JT, Madaus GF（著），梶田叡一，渋谷憲一，藤田恵璽（訳）：教育評価ハンドブック，第一法規，1973.
3) Carroll JB：A model of school learning. Teachers college record 64（8）：723-733, 1963.
4) 金　豪権（著），梶田叡一（監訳）：完全習得学習の原理—マスタリー・ラーニング，文化開発社，1976.
5) Ilgen DR, Peterson RB, Martin BA, et al：Supervisor and subordinate reactions to performance appraisal sessions. Organ Behav Hum Perform 28（3）：311-330, 1981.

4 看護学教育での評価の現状

　わが国の看護学教育でルーブリックが使われ始めてから10年あまりが経過した[1]。2024年の現状として、ほとんどの看護教育機関において、ルーブリックが使用されているのではないかと思われる。同時に、看護学実習においてその活用に関する研究も増えてきており、実習において使用されているルーブリックの実例が掲載されている論文もある。これらのルーブリックにどのような評価基準が記載されているかを筆者らが調べたところ、表Ⅰ-4-1のような結果となった[2]。

　ここで評価基準として記載されている動詞は、認知領域に属するものが約66%を占めており、「説明できる」「記述できる」「立案できる」といった動詞を用いて、「記載できているかどうか」を問う形で評価基準（次節「タキソノミー」、p.11参照）を定めていることが多い。すなわち、現在行われている看護学実習の多くの現場においては、実習記録を中心に評価を行う形態が多く、学生の実践場面を観察し、評価するといった技術・技能に関するパフォーマンス評価[3]が中心ではない可能性があるといえる。

　看護過程は、「情報収集」「アセスメント」「計画立案」「実施」「評価」の一連の流れからなるものであるが、このうち「アセスメント」「計画立案」「評価」は認知領域に属するものである。そして、情報収集や看護実践についても、どのように情報収集を行った、どのように看護実践を行ったかではなく、患者情報の記載や実施記録が評価の対象として扱われることがある。そうなると、何を記録として書けばよいかという認知領域の問題となってしまうこともありえる。

　実習領域によっては、看護過程を評価対象にしていないところもあるが、患者理解として、患者のアセスメントはほとんどどの実習においても評価対象としているのではないかと思われる。患者のアセスメントは、看護実践において非常に重要なものではあるが、授業のあり方を考えれば、認知領域の学習は、講義・演習のなかでペーパーペイシェントやビデオ教材、シミュレーション教育にて行い、実習では認知領域、情意領域、精神運動領域を統合した看護実践に焦点をあてる形のほうが望ましいのではないかと筆者は考えている。

　もちろん、看護過程におけるアセスメントや看護計画の立案は看護実践能力の一部であり、計画の立案なくして患者に対する看護実践を行うことはできない。根拠が希薄であることや理解が不十

表Ⅰ-4-1　教育目標分類に沿ったルーブリックで用いられた動詞分析

評価基準における動詞の分類	個数(%)
認知領域に属するもの	108(66.3%)
情意領域に属するもの	44(27.0%)
精神運動領域に属するもの	11(6.7%)
計	163

分である状態での実践は、患者に危険が及ぶこともあるだろう。そのため、事前にアセスメントをしっかりと行い、計画立案していくことが必要であると考えられるが、実習の評価対象が認知領域に偏ってしまうと、学生たちは記録を書くことに一生懸命になり、実習中にカルテを読んでいる時間が長くなってしまう。

特に、「○○が理解できる」「○○が説明できる」といった目標は、本当に実習のなかで問うべきものなのか、検討を重ねる必要があるだろう。

しかし、看護実践を中心にした評価のほうがよいといっても、それほど簡単にできることではない。患者に対するさまざまな行動を評価するためのルーブリックをどうつくるかは、非常に難しい問題である。評価対象となる看護実践は、患者の状態や状況が違っても、実施する看護技術が違っても、能力を同じように評価できなければならない。学生にもわかるように、なるべく平易な言葉で評価基準を示す必要がある。

次に困難な点としては、学生のすべての看護実践を教員は観察することが難しいということである。例えば、精神看護学実習においては、患者とどのようにコミュニケーションをとっているか、どのような内容を話しているかが主な看護実践であるが、教員は学生のコミュニケーション場面のすべてを観察できるわけではない。在宅看護学実習においても、すべての看護実践を教員が見ることはできないだろう。

このように、教員が学生の看護実践を直接観察できないときに、どうすれば看護実践を評価できるかを考える必要がある。

文献

1) 小宮山陽子, 青木雅子, 櫻田章子, 他：看護基礎教育におけるルーブリックの推移と課題に関する文献調査. 東京女医大看会誌 14 (1)：15-22, 2019.
2) 小室葉月, 永井菜穂子, 大和広美, 他：看護学実習に用いられるルーブリックについての文献レビュー―ブルームの教育目標分類による動詞分析. 日看科学会講集 39 回：PA6-12, 2019.
3) 糸賀暢子, 元田貴子, 西岡加名恵：看護教育のためのパフォーマンス評価―ルーブリック作成からカリキュラム設計へ, 医学書院, 2017.

5 教育目標の分類体系

　前節までに述べたような階層関係のある教育目標の構造を明らかにし、教育目標設定に役立つものとして、ブルーム[1]の**タキソノミー**がある。このタキソノミーは、教育活動を通じて追求される目標の全体を、認知領域、情意領域、精神運動領域の3つに大別し、それぞれの領域ごとに最終的な目標達成に向かうにあたり、どのような階層構造があり、どのように目標を達成していくかを明確化したものである。

> **タキソノミーの3領域**
>
> ❶ **認知領域**：知識の修得と理解および知的能力の発達に関する目標からなる。看護における例としては、看護実践の基礎をなす事実、看護理論、問題解決、臨床判断、批判的思考といったものが含まれる。
> ❷ **情意領域**：興味、態度、価値観、信念などの意思や情緒の発達に関する目標からなる。看護における例としては、専門職としての価値観や倫理観、患者に接する際の態度などが該当する。
> ❸ **精神運動領域**：手先の技術、技能や身体の調整などの運動技術に関する諸目標からなる。看護における例としては、清拭や吸引などの看護技術が該当する。

　認知領域のタキソノミーは1956年に、**情意領域**のタキソノミーは1964年に公表されたが、精神運動的領域のタキソノミーに関しては、最終的なものの公表には至っていない。**精神運動領域**の目標については、決定的なものはないが、ブルームの弟子であるダーベ[2]が発表したものがある。
　これらの分類体系に、看護における目標例を追記したものを表Ⅰ-5-1〜3に示す。

領域ごとの段階と目標

　認知領域では、最も下のレベルにあるのが他の過程の土台となる「**知識**」である。知識の段階では、与えられた客観的な知識・情報を暗記して、必要に応じて想起できるようになる。単語の意味を覚えたり、物事の順番、分類、構造などを覚えたりすることがこれに該当する。
　知識の次に組み立てられるのが「**理解**」である。理解の段階では与えられた客観的な知識・情報の内容や論理の展開を把握して、必要に応じて知識を活用できるようにする。
　理解の次は「**応用**」である。この段階ではそれまでに築き上げられた知識、技術、解法をそれまでとは違う新しい問題に当てはめて解く作業を行う。
　応用の次に組み立てられるのは「**分析**」である。問題状況や観察した事象を複数の構成要素に分けて、その傾向・特徴・確率などを分析できるようにする。論理的、批判的思考はここから生まれる。

表Ⅰ-5-1　認知領域の分類と目標例

レベル	分類名	定義と目標例
1.0	知識	事実や特定の情報を想起する能力 目標例：学生は、必須アミノ酸を列挙する。
2.0	理解	知識の意味づけや、理由がわかること。解釈する能力 目標例：学生は、患者に清拭が必要な理由を述べる。
3.0	応用	知識を課題場面や具体的状況に適用する能力 目標例：学生は、患者にオレム理論を適用する。
4.0	分析	問題を構成要素に分解・再構成し、全体的な構造を明らかにする能力 目標例：学生は、少子化の原因を分析する。
5.0	総合	部分をまとめて新しい全体をつくり出す能力 目標例：学生は、禁煙の健康教室を計画する。
6.0	評価	価値や意味を判断する能力 目標例：学生は、調べた研究論文を批評する。

表Ⅰ-5-2　情意領域の分類と目標例

レベル	分類名	定義と目標例
1.0	受容	特定の現象に対して感受性をもつこと、注意を払うこと 目標例：学生は、精神科病棟の自殺予防の工夫について気づきを示す。
2.0	反応	現象に対して刺激を受け、それに関する何かを返すこと 目標例：学生は、患者の語りに対して自ら聴く姿勢をとる。
3.0	価値づけ	価値を認めること、行動の指針としてその価値を用いること 目標例：学生は、患者が自分でしたいことは自分でできるように見守る。
4.0	組織化	複数の価値についてその関連や体系を明らかにすること 目標例：学生は、安楽死と医療の関係について、自分の見解を示す。
5.0	価値の個性化	価値体系が内在しており、その価値に従って自然と行動すること 目標例：学生は、患者の自己決定を支える看護の必要性を主張する。

表Ⅰ-5-3　精神運動領域の分類と目標例

レベル	分類名	定義と目標例
1.0	模倣	デモンストレーションや動画を見て、模倣すること 目標例：学生は、デモンストレーションと同じように清拭を実施する。
2.0	操作	口頭や文書などの指示に従って実施すること 目標例：学生は、手順書に従って清拭を実施する。
3.0	精確化	モデルや指示なしに正確に実施すること 目標例：学生は、実技テストにおいて清拭を正確に実施する。
4.0	分節化	技術の実施を適切な時間で適切な手順で行うこと 目標例：学生は、時間内に正確に清拭を実施する。
5.0	自然化	技術を特に意識することなくスムーズに行うこと 目標例：学生は、患者の状態に合わせ、適切な時間で適切に清拭を実施する。

分析の次の「総合」の段階では、それまでの過程によって得られたり、応用されたりした知識や情報を組み合わせ、まったく新しい概念をつくり出す。
　最後に、最も高等な分類として「評価」が置かれている。自分の学習経験や分析力・統合力を活かして、現実世界で直面する問題・危機に対して効果的な判断を下せるようにすることである。学習した成果や問題解決の方法を、現実の社会や人間関係のなかで活かして「実際的・効果的な判断」をできるようになることが、教育の重要な目的であると考えたのである。

　情意領域や精神運動領域についても同様に段階が設定されている。情意領域では、まずさまざまな考えを「受容」することが土台となる。
　その次の段階として「反応」がある。反応は、さまざまな考えに対して興味を示したり、考えなどに反応して喜んだりすることである。
　その次の段階は「価値づけ」である。ある考えを価値観として取り入れ、自らの行動の指針として用いるようになる。例えば、嘘をつくことは悪いことであるという価値観のもと、嘘をつかずに生活することである。
　価値づけの次は「組織化」である。これは複数の価値観を体系づけることである。例えば、嘘をつくのは悪いことである。人を傷つけるのは悪いことである。本当のことを言えば傷つけてしまう。このようなとき、価値観どうしがぶつかり合ってしまうため、自らが納得できるように体系づけなければならない。
　最後の段階は、「価値の個性化」である。複数の価値が体系づけられた状態で、それらの価値観に沿って自然と一貫した行動をとることである。

　精神運動領域は、段階が比較的わかりやすい。まずは「模倣」であり、これはそのまま何かをまねることである。次の段階は「操作」であり、何らかのマニュアルや指示書を見て行うことである。「精確化」になるとお手本やマニュアルがなくても実施できるようになり、「分節化」の段階においては、それがスムーズに上手に行える状態となる。そして、最後の「自然化」の段階では、さまざまな状況下で自然と使いこなすこととなる。たしかに看護技術の習熟過程を考えてみても、まずはデモンストレーションを見てまねることから始め、次は手順書を見てできるようになり、そのうち手順書がなくてもできるようになる。その後は、技術の熟練度が増しスムーズに行えるようになり、最終的には臨床の状況に合わせて自然にできるようになる。

行動目標における行為動詞

　学習における階層構造を示すものとして、看護学領域ならば、ベナー[3]の技能習得の段階が有名である。ベナーは、看護師の成長段階を5つに分類し、各段階における技能の特徴および看護師への教育方法についても示唆した。このように学ぶということは、単に知識や技能を蓄積し再生できるようにすることではなく、現実の社会においてその知識や技能を使いこなし、新たなものをつくり出す力を身につけることまで含んでいると考えられる。
　これらの段階ごとに、行動目標の行為動詞の例をあげたものが表Ⅰ-5-4である。
　「知る」や「理解する」という表現は多様で幅広い行動を示すため、一般目標としての使用であれば

表 I-5-4　タキソノミーの各階層に対応した行為動詞の例

階層	認知領域	情意領域	精神運動領域
1.0	知識 定義する 識別する 列挙する 命名する 想起する	受容 認める 気づきを示す	模倣 例に倣う 模倣する
2.0	理解 …を用いて説明する 記述する 区別する 結論を述べる 理由を述べる 例を述べる 解釈を述べる 選択する	反応 自発的に行動する 自発的に支持する 応答する 選択する 機会を求める 興味を示す 満足を表す	操作 手順にもとづいて実行する 手順に従う 手順に従って実践する
3.0	応用 適用する 関連づける 用いる	価値づけ 承認する 参加する 尊重する 支持する 価値を認める	精確化 技能を演示する 正確に実施する
4.0	分析 分析する 比較する 対比する 見つけ出す 識別する 関連づける	組織化 賛成する 討論する 明言する 擁護する 見解を示す	分節化 正確かつ適切な時間内に実施する 順序よくスムーズに実施する
5.0	総合 構成する 計画する 開発する つくり出す 総合する	価値の個性化 一貫した行動をとる 主張する 責任を負う	自然化 有能である 有能にやり遂げる 技能をケアに統合する 臨機応変に実施する
6.0	評価 承認する アセスメントする 批評する 評価する 判断する		

〔Oerman MH, Gaberson KB（著），舟島なをみ（監訳）：看護学教育における講義・演習・実習の評価，p.13，医学書院，2001．を一部改変〕

問題ないが，個別行動目標とするには不適切である。

　評価における個別行動目標を考えていくとき，この行為動詞の例は参考になる。

文献

1) 梶田叡一：教育評価 第2版補訂版，p.127，有斐閣，2002．
2) 上掲1)，p.147．
3) Benner P（著），井部俊子（監訳）：ベナー看護論 新訳版—初心者から達人へ，医学書院，2005．

6 パフォーマンス評価とルーブリック

　現在の教育においては、「何を教えるか」よりも、学習者が「何ができるようになるか」という能力の育成が重要視されていることは先述のとおりであるが(p.2)、この能力を評価するものとして、パフォーマンス(ふるまいや作品)にもとづく評価である、**パフォーマンス評価**がある。

　パフォーマンス評価とは、さまざまな知識やスキルを統合して使いこなすことを求めるような複雑なパフォーマンス課題に対して、どのようなパフォーマンスを発揮するかを見て評価する「真正の(オーセンティック)評価」論から生まれてきたものである。この真正の評価とは、現実世界において直面するようなリアルな課題に取り組ませるなかで、知能・技能を現実世界で総合的に活用する力を評価することを志向するアプローチである。1980年代後半の米国において、州政府による「標準テスト」を用いての学力評価が多用されるなかで、それで本当に学校の教育成果を評価できるのかという疑問や批判が生じた。ここで、生きて働くための学力を測る「真正の評価」が必要であると主張されるようになったのである。こうした詳細は成書[1]を参照されたい。

　パフォーマンス評価では、学習者のふるまいや作品を評価するため、目標の達成・未達成の二分法で評価することは困難である。そこでは、学習者の反応に多様性と幅が生じるため、教員による質的な判断が求められる。そのため、パフォーマンス評価を行うための課題(パフォーマンス課題)は、「ルーブリック」を用いて評価を行うことが有効となる。

ルーブリックとは

　ルーブリックは、「赤」を意味するラテン語の「rubrica」から派生していると言われている[2]。中世ヨーロッパでは、法律や典礼に朱色で言葉が書かれており、そこから権威をもって何かを指示するものをルーブリックと呼び習わすようになった。教員は学生の採点に赤色のペンを使うことが多いと思われるが、**ルーブリックは採点のためのツールであり、採点という部分において「権威ある赤」の意味を継承している**といえる。もともとは、1912年にNoyesが生徒の作文の評価を標準化する手段として提案したといわれている[3]。ルーブリックという言葉の現在の使われ方は、1990年代半ばからであり、"a scoring guide used to evaluate the quality of students' constructed responses"と定義される点数づけのためのガイドであった[4]。

　そして、このルーブリックを一言で表すならば、**「ある課題の目標を達成させ評価するために構成要素ごとに評価基準を並べたもの」**となる。

　ルーブリックは、課題を構成要素に分け、その要素ごとに評価基準を満たすレベルについて並べて記載したものである。能力とは単純な技術とは異なるものであり、実際の社会のような複雑な状況下で実施できなければ、それは能力とはいえない。例えば、看護実践能力であれば、演習室ではなく、実際の臨床現場において看護を実施することが求められる。すなわち、能力とは複雑な状況

を正しく把握し、判断し、即応した行動を行うという複合的なものである。そして、その評価を行うためには、複合的なものをそのまま見るよりも、その行動を分析的に見ていくほうが、評価はしやすい。看護の例でいうならば、患者の状態に合わせた看護技術を安全や安楽に配慮して実施するという複合的な行動を、それ全体が良い看護かどうかを評価することは難しい。しかし、その看護を「コミュニケーション」「看護技術の精度」「自分と患者の安全管理」「安楽」「プライバシーへの気配り」といった観点に分解し、それぞれの要素が良かったのかどうかを評価するほうがわかりやすい。

さらに、この【良い】という判断をするためには、何が良いかがわかる鑑識眼が必要である。複数の評価者がいる場合や、評価者は1人であっても長期にわたって同じものを評価していかねばならない場合は、どうしても評価にバラツキが生じてしまう。そのため、バラツキを抑制するための基準を定める必要がある。こうしたことから、複雑かつ複合的な状況下において物事を成し遂げる能力を評価するためには、その実践を分析的に見るための視点があり、どれくらい良いかの程度が尺度として表現されている多次元で多段的な基準があるとよいことがわかる。

明確な基準は、主観を廃し評価の一貫性を高めることにつながるとともに、学生自らが学習の進捗状況を把握できる助けともなる。この多次元多段的な評価基準をルーブリックと呼び、能力評価において有効なツールとして活用されている。

ルーブリックの活用とその展開

ルーブリックは個別の授業科目における成績評価などで活用されるが、それに留まらず組織や機関のパフォーマンスを評価する手段とすることもでき、Association of American Colleges & Universities(AAC & U)[5]では複数機関で共通に活用することが可能な指標の開発が進められている。

文献

1) 糸賀暢子，元田貴子，西岡加名恵：看護教育のためのパフォーマンス評価—ルーブリック作成からカリキュラム設計へ，医学書院，2017.
2) ダネル・スティーブンス，アントニア・レビ（著），佐藤浩章（監訳），井上敏憲，俣野秀典（訳）：大学教員のためのルーブリック評価入門，玉川大学出版部，2014.
3) Brooks G：Assessment and Academic Writing：A Look at the Use of Rubrics in the Second Language Writing Classroom. Kwansei Gakuin University Humanities Review 17：227-240, 2012.
4) Popham WJ：What's wrong—and what's right—with rubrics. Educational Leadership 55（2）：72-75, 1997.
5) Adler-Kassner L, Rutz C, Harrington S：A guide for how faculty can get started using the VALUE rubrics. Rhodes TL（ed）：Assessing Outcomes and Improving Achievement：Tips and Tools for Using Rubrics. pp.19-20, American Association of Colleges and Universities, 2010.

7 ルーブリックの基本構造

　ルーブリックは、①課題、②評価観点、③評価尺度、④評価基準の4つの要素から構成されている（表Ⅰ-7-1）。

課題の書き方

　課題は、教員が学習者に期待するある種の「行動」が含まれている。レポート、論文、ポスター、プレゼンテーションといった特定の形式のみならず、授業中の行動やカンファレンスにおける発言などの全般的な行動にも適応できる。ルーブリックの上に課題を記載しておくことで、教員はルーブリックが何の採点基準を示しているのかがわかりやすくなり、学習者は課題とともにルーブリックを見るため、課題で何を実施すればよいのかがすぐにわかる。

　課題の書き方は、どのような条件下で何を基準にどのような内容の行動をすればよいかが明確にわかるものが望ましい（図Ⅰ-7-1）。

> **課題の書き方の具体例**
> ❶ 学生は4～5人のグループになり、ビデオの看護師について、どのようなことを意図して看護を行っていたか分析した内容についてプレゼンテーションを行いなさい。
> ❷ コミュニケーション技法を有効に活用し、ありのままの相手を受け入れる姿勢や、信頼感を得るための対応を身につけることができる。

表Ⅰ-7-1　ルーブリックの基本構造

①課題　学生に提示する課題の内容を具体的に書く。

	③評価尺度1	③評価尺度2	③評価尺度3
②評価観点1	④評価基準1-1	④評価基準1-2	④評価基準1-3
②評価観点2	④評価基準2-1	④評価基準2-2	④評価基準2-3
②評価観点3	④評価基準3-1	④評価基準3-2	④評価基準3-3

＊評価観点は2～6段階、評価尺度は3～5段階が一般的である。

> 例：片麻痺患者の全身清拭において、麻痺があることで留意しなければならない事項を 3つ 述べよ。
> 　　　　条件　　　　　　　　　　　　　内容　　　　　　　　　　　基準　行動

図Ⅰ-7-1　ルーブリックの課題の書き方の例

評価観点の配置

ルーブリックでは、課題をいくつかの評価観点に分けて、わかりやすく配置する。その課題はどのような要素に分解されるか、どのようなことが重要で、どのようなスキルが必要かを考える。例えば、実際の患者を相手に看護ケアを行う場合、ケアの技術的習熟度だけでなく、患者に合わせた説明の仕方や、その患者の状態に合わせたケアの変更もあるだろう。採血1つとってみても、患者の状態に合わせて採血部位や採血方法を考えなければならないし、感染管理や患者に対する説明や指示をどうするかも重要な要素である。これらを評価観点として配置するのである。

前述したように、複雑な状況におけるパフォーマンスを評価しようとしたとき、パフォーマンスをひとまとまりとして、そのまま評価することは非常に困難である。これは、患者のアセスメントをするときに、ゴードンの11の機能的健康パターンに沿って分析したほうが、漏れなく容易に全体を見ることができることと同じである。このように、物事の全体を定義したうえで「構成要素」と「構成要素間の関係」を整理することを「構造化」という。教育目標の達成において学生が示す必要のあるパフォーマンスを構造化したときの構成要素が評価観点となるのである。

評価観点については、課題の教育目標に合わせて、意図的に出していくことも考えられる。例えば、レポートの採点ルーブリックにおいて、「オリジナリティ」という観点をつくるなどである。ほかにも、観点の横に配点も記載し、重要度によって点数を変えてもよい。そうすることで、学生は教員が何を重視しているかが一目瞭然となる。

複雑なパフォーマンス課題においては、評価観点が10項目以上になることもありうる。しかしながら、1つの課題に対してあまりにも評価観点が多くなってしまうと、ルーブリック最大のメリットの1つである、形成的評価が早くできるという部分が消えてしまうことにもなりかねない。また、多くの学習要素を、一度ですべて習得できるのかという問題もある。学習は同時網羅的に行うよりも、要点を絞り段階的に学んでいくほうが効果的であろう。そのことから、評価観点としては2～6個程度に抑えておくのがよいのではないかと筆者は考える。

評価観点の具体例

課題(実習目標)：実習において看護学生として適切かつ責任のある行動をとることができる
評価観点1：守秘義務
評価観点2：協働(報告・連絡・相談)
評価観点3：規律性
評価観点4：礼節(身だしなみ含む)
評価観点5：主体性

評価尺度の設定

評価尺度は、ルーブリックの表の最上段に明記されるもので、評価の水準を表している。水準を記述するために使用される評語は、明確であるほうがよい。ルーブリックは学生に提示されるものであるため、学生が見たときに、どれが最も求められている水準かがわかること、なおかつより良

いものをめざそうと思えるものが望ましい。

　例えば、【A、B、C、D】と表記するよりは、【すばらしい、まあまあ、努力不足、再提出】としたほうが、学生がめざすべき「最高」が明確であり、【まあまあ】や【努力不足】にならないように、【すばらしい】をめざそうとするはずである。

　初めてルーブリックをつくる際は、3段階のものが容易である。ルーブリックの作成法には、演繹的方法(p.28)と帰納的方法(p.32)とがあるが、どのような方法で作成しても、段階が多くなればなるほど作成は困難となる。そのため、まずは比較的作成しやすい3段階で作成し、実際に運用するなかで、4段階や5段階に改変していくほうがスムーズに作成できるものと思われる。

　3段階で作成したとき、段階数が少ないため総括評価において同じ点数の学生が多数出るのではないかという懸念もあると思う。しかし、複数の観点で、複数の評価基準があれば、その組み合わせによって、点数は異なってくる。

　評価尺度を考えるとき、最高水準と最低水準にはそれぞれ2つの考え方がある。まず最高水準であるが、学生の学年進行における現在の教育目標を完全に達成した場合を最高水準とする考え方と、学年進行を超えて卒業後にこうなってほしいと期待するレベルを最高水準とする考え方である。表記としては、前者が「優秀」であれば、後者は「優秀を超えて完璧」というように表現されるだろう。最低水準についても、まったくできていない0点を最低とする考え方と、合格と不合格の境界を最低水準とする考え方もある。

　多くの場合、最高水準は教育目標を完全にクリアしているレベル、最低水準はまったくできていない0点レベルで作成されていることが多い。

> **評価尺度の具体例**
>
> ❶ プロ級、一人前、半人前、素人
> ❷ 完璧、優秀、合格圏、要再学習
> ❸ 上級、中級、初級
> ❹ 優、良、可、不可

評価基準の表記

　評価基準は、優・良・可などの評価尺度に該当するのは、どのような行動なのか、どのような特徴を備えているのかを記述する部分である。1セル内に複数の文章を含むなど、複数の条件を設定してもよい。また、評価基準の表記は「…できる」といった可能を表す表現ではなく、「…している」「…していた」などの事実を表す表現としたほうがよい。タキソノミーにおける行為動詞の例(表Ⅰ-5-4、p.14)を参考にしつつ、測定可能なものを記述する必要がある。特に、情意領域の評価を行うための評価基準は表記が難しくなる。この情意領域における評価基準の考え方は、第Ⅱ講「5. 抽象的な目標からのルーブリック作成」で詳しく述べる(p.34)。

　課題に対して、評価観点ごとの評価基準を考えていくことになるが、どのような場面のどのような行動なのか、評価対象を明確化しておく必要がある(表Ⅰ-7-2)。

表 I-7-2　ルーブリックで用いる評価基準の例

課題　(実習目標)看護学生として適切かつ責任のある行動をとることができる。

評価観点	評価対象	よくできた(90%以上)
守秘義務	記録物	・対象者の氏名はイニシャル化し、個人を特定できる情報(住所・入院日など)を記録やメモなどに記載せず、患者の個人情報を守っている。
	行動	・対象者に関する情報を病院、学校以外の場所で不必要に口外していない。 ・記録を病棟、学校、自宅以外の場所で広げたり、行ったりしていない。
協働 (報告・連絡・相談)	行動	・援助の実施前に自ら教員や指導者に確認をとっており、実施後の報告を適切なタイミングで指導者や教員に行っている。 ・体調不良やトラブルが生じたときは、自ら教員や指導者に申し出て、相談している。
規律性	行動	・以下の約束ごとがすべて完全に守れている。 　□記録の提出期限 　□集合時間 　□実習ルール(学校規定) 　□病棟ルール(病院規定)
礼節 (身だしなみを含む)	行動	・はっきりと明るい声であいさつをしている。 ・常に礼儀正しく、敬語を使っている。 ・清潔感ある身だしなみを整えている。 　□髪　□爪　□化粧 　□服装　□カラーコンタクトレンズ
主体性	学習ノート	・事前課題について学習するだけでなく、さらに必要であると考えられる項目を追加して調べている。 ・授業資料だけでなく複数の資料を詳細に調べ、自分なりにわかりやすい内容にまとめ直して記載できている。
	行動	・自ら調べても不明であった疑問について、自ら指導者や教員に質問をしたり、助言を求めたりする姿勢が常にみられる。 ・学生としてできることは行い、そのほかにもできることはないか、指導者や教員に自らたずねている。

ほどほど(60% 以上)	努力が必要(60% 未満)
	★対象者の氏名や個人を特定できる情報（住所・入院日など）を、記録やメモに記載しており、患者の個人情報を守れていない。
	★対象者に関する情報を病院、学校以外の場所で不必要に口外している。 ・記録を病棟、学校、自宅以外の場所で広げたり、行ったりしている。
・援助の実施前に自ら教員や指導者に確認をとっているが、実施後の報告は、どのような内容であっても決まった時間にしか行わない。 ・体調不良やトラブルが生じたとき、教員や指導者に声をかけられてから報告、相談している。	・援助の実施前であっても、指導者や教員に声をかけられるまで確認を取りに来ない。また、実施後の報告も指導者や教員に言われるまで行わない。 ・体調不良やトラブルが生じたとき、教員や指導者に声をかけられても、いつも「大丈夫です」などと答え、何も相談しようとしない。
・以下の約束ごとのなかで守れなかったものが1個ある。 □記録の提出期限 □集合時間	★以下の約束ごとのなかで守れなかったものが1個以上ある。 □実習ルール（学校規定） □病棟ルール（病院規定） または、以下の約束ごとのどちらもが守れていない。 □記録の提出期限 □集合時間
・あいさつを行えているが声が小さい、不明瞭など、暗い印象を与える。 ・礼儀正しく、敬語を使っているが、時折礼儀正しさにやや欠ける、敬語を使えないことがある。 ・清潔感ある身だしなみを整えているが、実習中1〜2回乱れていることがある。 □髪　□爪　□化粧 □服装　□カラーコンタクトレンズ	・あいさつをすることができない。 ・関わりの半分以上失礼な態度であり、礼儀正しさに欠けるか、あるいは敬語を使っていないことがある。 ・清潔感ある身だしなみを整えられておらず、実習中3回以上乱れている。 □髪　□爪　□化粧 □服装　□カラーコンタクトレンズ
・事前課題や教員に指示された学習は過不足なく行っている。 ・資料は教科書と授業資料を見るだけで、ほかに調べておらず、内容は資料の写しが多い。	・事前課題や教員に指示された学習の内容に不足がある。 ・資料はインターネットを見ているだけで、内容もインターネットのほぼ丸写しである。
・教員や指導者から声をかけられたときに、質問したり助言を得たりしている。 ・学生としてできることは行っている。	・教員や指導者から声をかけられても、いつも「大丈夫です」などと答え、何も質問や助言を求めるようなことがない。 ・学生としてできることであっても行わずに見ている。
	★はインシデント・アクシデント報告、実習停止に関わる事項。

第 II 講

作成にとりかかる

良いルーブリックとは

　効果的な教育を実施していくためには、信用性の高い評価が求められる。
　評価の信用性については、評価者が関わる部分と、評価情報の測定に関わる部分とに分けて考えることができる。評価は、評価対象がどの程度望ましいかを、測定・判断する過程であり、その「望ましさ」に評価者の主観が入り込んでしまうことがある。
　例えば、看護学実習において、学生が患者の清拭を行ったとする。非常に丁寧ではあるが時間が長くかかってしまった場合と、やや雑ではあるが適切な時間で終わらせた場合、どちらを高く評価するかは、教員の価値観が影響する。また、学習成果の内容にかかわらず、実習態度が悪く教員に反抗的な学生の場合には評価が厳しくなり、勤勉で教員に好意的な学生に対しては評価が甘くなるということも、往々にしてみられることである。
　このように、評価者の価値観は評価に影響を及ぼすが、ほかにも、評価者が評価を行うのに必要な知識や、評価のための技術を有しているかも信用性に関わってくる。清拭の例でいえば、評価者が正しい清拭の手順を知っており、かつ学生の実施が適切かどうかを判断することができなければ、正しい評価はできないであろう。このように**評価者自身の問題によって評価が揺らいでしまう**ことがあることを、評価者は知っておくべきである。
　次に、測定に関する部分も評価の信用性に関わってくる。測定と評価は区別されるものであり、測定とは、評価のための客観的な情報を得ることで、そこには価値判断は含まれない。評価はその測定結果に対して価値判断を加えることである。
　例えば、数学のテストが70点であったとする。これは学生の数学の能力をテストにより測定した結果で、この点数が良いのか悪いのか、合格なのか不合格なのかを判断することが評価となる。客観的な評価を得るためには、測定方法に妥当性と信頼性が求められる。

測定の妥当性

　妥当性とは、測定を行う測定用具が、評価の対象となる特定の行動を、正しく測定できる程度をいう。例えば、計算能力を測りたいのに、英語の発音に関するテストや課題を行っても、まったく意味がない。計算能力を測りたいのであれば、四則演算や分数などの計算をさせるようなテストを行わなければならないということである。学生の看護実践能力を測りたいのであれば、記録だけはなく、現場において実技の出来も測定されなければならない。
　妥当性にはいろいろな観点があり、内容面からみた内容的妥当性、基準からみた基準関連妥当性、構成面からみた構成概念妥当性があるが、詳細な説明は成書[1]に譲る。

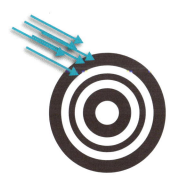
妥当性：低い
信頼性：高い

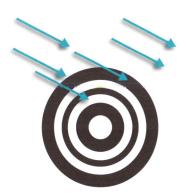
妥当性：低い
信頼性：低い

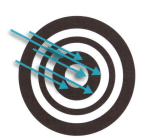
妥当性：高い
信頼性：高い

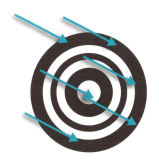
妥当性：高い
信頼性：低い

図Ⅱ-1-1　妥当性と信頼性の違い

測定の信頼性

　信頼性とは、測定の一貫性あるいは安定性を意味し、何回測っても、複数の評価者が測っても、類似の結果を示すことができることである。例えば、レポートの採点を行うときに、評価の基準が「わかりやすい」「興味深い」というような大雑把なものであれば、複数の評価者で点数をつけたとき、その点数は大きくばらついてしまうだろう。できうる限り、個人の主観が入らない客観的な基準を定めることが信頼性を高めることとなる。妥当性と信頼性の概念を、図Ⅱ-1-1に示す。

　妥当性が高く、信頼性が高いルーブリックが良いルーブリックといえるが、それだけではない。本当に「良い」というためには、学生の学びを促進させる効果があるものがよい。そのための条件としては、学生が見てわかることである。この課題においてはどのようなパフォーマンスが優れているのか、何ができなければならないのかが明確にわかり、自己評価もできるようなルーブリックが「良い」ルーブリックであると考える。

文献
1) 田中耕治：教育評価, p.140, 岩波書店, 2008.

良くないルーブリックとは

　現代の教育学研究において、有用性や効果が強調されるルーブリックであるが、その本来のメリットを発揮するためには、作成や導入の段階において十分に検討する必要があると筆者は考える。

　例えば、表Ⅱ-2-1のようなルーブリックを見たとき、いくつかの問題点を指摘できる。

　まず、「信頼関係」をどのように評価するかということである。患者に拒否されていなければよいのか、心の内を打ち明けていてもらえばよいのか、明確な基準がなければ評価が難しく、結局は教員の印象により評価されてしまうこととなる。

　また、信頼関係は学生の行動のみでは評価することができず、患者の性格や病状によって信頼関係が築けない場合、学生の評価が下がってしまうことが生じる。

　次に、「良好な」「概ね」といった形容動詞や副詞の使用により、段階を判別することが難しいことである。「ほとんど」「概ね」「やや」「あまり」「時々」といった程度を表す言葉を使用しているルーブリックは、いくつかの論文でも見受けられるが、その程度の判別は教員の価値観や学生を観察した場面によって変わるものであり、一貫性を確保することが難しくなる。ルーブリックは適切につくらなければメリットが活かされず、ルーブリックをつくる意味がなくなってしまう。

　また、別の理由で問題ありと考えられるルーブリックとして、教員の助言量を評価基準としているものがある（表Ⅱ-2-2）。

　ルーブリックは目標に準拠した評価であり、学生の能力を質的に評価するものである。目標に準拠した評価とは、教育目標に関わる客観的で観察可能な基準を用いて目標に到達することができているか否かを判断する評価法である。そのため、助言(教育)量という教育目標とは関係のない指標

表Ⅱ-2-1　「患者と信頼関係を築く」を評価するためのルーブリック

よくできた	まあまあできた	できた	できなかった
患者と良好なコミュニケーションをとりながら、信頼関係を築くことができた。	患者とコミュニケーションをとりながら、信頼関係を築くことができた。	患者とコミュニケーションをとりながら、概ね信頼関係を築くことができた。	患者とコミュニケーションがとれず、信頼関係を築くことができなかった。

表Ⅱ-2-2　教員の助言量を評価基準としたルーブリック

できた	まあまあできた	あまりできなかった
患者目標や援助計画を対象とともに考え選択し、実施するのに助言が必要なかった。	患者目標や援助計画に対象の思いを反映し、実施するのに助言を要した。	患者目標や援助計画に対象の思いを反映し、実施するのに多大な助言を要した。

の過多によって評価に差がついてしまうのでは、目標に準拠した評価とはいえない。例えば、小学校体育(運動領域)での「鉄棒の逆上がりをする」という課題に対して、最初から独力で達成できた児童と、教員の助言によってできるようになった児童とで評価が違うのは違和感があるだろう。

また、評価の基準が教員の助言量という教員の行動であるため、その価値観や主観によって評価が大きく左右されてしまう。何より、このルーブリックでは、学生はどのようなパフォーマンスを取ればよいのか、何が不足で評価が下がったのかわからない。そのため、学生はルーブリックを見て主体的に課題に取り組むことが難しい。

＊ ＊ ＊

ルーブリックは、学生に提示して使用するものであり、評価ツールとしての使い方だけでなく、学生の主体的学びを促進するツールとしても使うことができるものである。しかし、表Ⅱ-2-2のようなルーブリックは学生の学びを促進させる効果が薄いと考えられるため、あまり良いとはいえないだろう。

> **Column　「良いルーブリック」を求めて**
>
> 　物事の良し悪しは、その人の置かれる立場によっておのずと違うものである。そのため、筆者(北川)の判断する「良い」に納得しかねる読者もおられるのではないかと思う。元々のルーブリックの役割は、点数付けのためのガイドであったことは本文でも述べたとおりである。その後、ルーブリックは学生たちの能力を向上させるための必要なフィードバックを提供するものへと発展していった。いずれにせよ、ルーブリックはパフォーマンスを評価し、何が良く、何が悪いかを明らかにするものである。評価のためのツールであることを前提とすると、「良い」ルーブリックとは、評価したいものを正しく評価できる妥当性、同一の評価対象であれば誰が評価しても同じ結果となる信頼性を兼ね備えたものといえるのではないだろうか。そして、学生たちにフィードバックを行うためにも、評価者が何を評価しようとしているのか学習者にわかる明確さが必要であろう。例えば、コミュニケーション1つとってみても、患者から情報を引き出すコミュニケーション、患者の不安を軽減するコミュニケーション、説明するコミュニケーションなど、さまざまな場面でさまざまな使い方をされるものである。これらのパフォーマンスにおいて、学習者は、自分に何が不足しているかが明確であれば、自らのパフォーマンスを向上させていくことができる。これらのことから、本書においては「妥当性」「信頼性」「明確性」を備えたルーブリックを、「良い」と考えたのである。

3 ルーブリック作成の演繹的方法

　ルーブリックの作成方法には、大きく分けて演繹的方法と帰納的方法の2通りがある。演繹的方法とは教育目標から課題を考え、そこから論理的に必要とされる能力と行動を考えていく方法である。帰納的方法とは、すでに提出された課題結果から、望ましいと考えられる行動特性を抽出していく方法である。この2つの方法を同時に使うことにより、ルーブリックの完成度は上がっていく。これからルーブリックを作成するのであれば、どちらの方法も知っておく必要がある。項目を分けて順番に説明しよう。

　演繹的方法とは、ルーブリックを作成する際に、教育目標を振り返りながら課題を設定し、必要とされる能力と行動を論理的に考えていく方法である。まったく新しい課題のルーブリックをつくる場合は、この方法でつくっていくことになる。
　演繹的方法は、大きく分けて4つのStepからなる。

Step 1 振り返り

　ルーブリックを作成するときには、まずは授業目標について振り返る必要がある。授業の教育目標を振り返り、学生に対してどのような成長を期待しているかを明確にしていく。
　学生に課す課題は、成長を促すものであれ、現在の能力を確認するものであれ、授業の教育目標と無関係なものはあり得ない。まずは、授業目標を念頭に置いたうえで、以下の6つの質問に答えていく形でルーブリックのもととなるものを考えていく。

①この課題を設定したのはなぜか

　まずは課題の目的について考える。授業の教育目標を達成するための能力を育成するものなのか、教育目標の達成状況について把握するものであるのか、いずれにせよ授業の教育目標と何らかの関係があるはずである。
　もし、授業の教育目標との関係が不明確な場合は、課題そのものを見直す必要がある。

②この課題は教えている他の授業内容とどう関連していくか

　この課題をこなすことで、他の授業内容とどう関わっていくか、この課題を行うことが教育目標を達成するうえでどれだけ重要となるかを確認する。言うなれば、課題を行う意義と時期について振り返ることである。
　また、課題はとにかく多く出せばよいというものではない。あまりに多い課題は学生から学習する意欲を失わせてしまう。課題をこなすことに精一杯になり、十分に時間をかけて課題に取り組むことを行わなくなる。適切な時期に、意義のある課題を出すことが肝要である。

③この課題をこなすために、学生はどのような能力をもっていなければならないか

　課題をこなすためには、さまざまな知識や能力が必要となる。課題を行うことでどのような知識を獲得し、能力を伸ばすことができるのかを考える。また、学生に課題をこなやれるだけの教育をしてきたのかという、今まで教えてきた内容についても振り返る必要がある。教えていないことを要求しても、学生は課題を行うことはできない。

　能力については複合的で高次元のものがあるため、もっと小さな単位に分割できないかを考えることも必要である。この内容は、ルーブリックの評価観点と評価基準につながるものである。

④課題が達成されたとき、学生はどのような証拠を示せばよいか

　この課題は、どのようなものを示したときに達成したことがわかるのかを考える。明確な証拠となるものはどういうものであるのかを振り返らなければならない。レポート、実技、ポートフォリオなど、学生はどのようなパフォーマンスを見せる必要があるのか、評価の対象として何を測定するのかを考えることである。

⑤この課題で学生に求める最高水準はどのようなものか

　ここでは、④で考えた証拠に対して100点をつけることができる模範のパフォーマンスを考える。どのようなパフォーマンスを示せば、課題の教育目標が完全に達成したと判断できるのかを決める。

　この部分は、ルーブリックの最高水準の評価基準にあたるため、客観的に評価できるよう、具体的に記述していく。

⑥この課題で不合格となる最低水準はどのようなものか

　この課題においてこれができていなければ合格点は与えられないものを考える。その際、この課題を行うにあたって大事な事柄だけでなく、学生がつまずきやすいことや陥りやすいこと、課題を行う前段階のことなども考えてみるとよい。

　これら6つの質問に答えることによって、課題の意義や成長できるものが明確になる。
　特に③〜⑥については、ルーブリックの内容に直結しているものであるため、具体的に書き出していくとよい。

Step 2　リストの作成

　ルーブリック作成のための2段階目は、課題の**学習目標リスト**と各学習目標の最高レベルの**到達段階(最高水準)リスト**を作成することである。これらのリストの作成は、課題の方向確認と評価観点を作成する準備となる。

作成するリストの構造（階層例）

課題	学習目標1	最高レベルの到達段階（最高水準）❶
		最高レベルの到達段階（最高水準）❷
		最高レベルの到達段階（最高水準）❸
		⋮
	学習目標2	最高レベルの到達段階（最高水準）❶
		最高レベルの到達段階（最高水準）❷
		最高レベルの到達段階（最高水準）❸
		⋮
	学習目標3	最高レベルの到達段階（最高水準）❶
		最高レベルの到達段階（最高水準）❷
		最高レベルの到達段階（最高水準）❸
		⋮

　課題は、まったく同じように表現されていたとしても、ねらいが異なることがある。例えば、「実習の学びをまとめプレゼンテーションを行う」という課題であれば、低学年のうちは実習の学びをまとめることに力点を置き、学年が上がるに従って、実習の学びの内容そのものに力点を置いたり、どのようにわかりやすいプレゼンテーションをするかについて力点を置いたりするようになることもあるだろう。そのため、ルーブリックを作成する際には、Step 1 で授業目標や課題の目的を振り返っておくことが重要なのである。

　課題の学習目標リストを作成した後は、もう一度、授業目標との関連を見直しておくとよい。このとき、学習目標が多すぎると、最高水準の行動も膨大なものになることも注意する必要がある。課題があまりにも複雑なものであれば、それを分割し段階的に課していくことも考慮すべきである。

Step 3 グループ化と命名

　Step 3 は Step 2 で作成した各学習目標の最高水準の到達段階リストを、類似性でグループ化し、グループを表す名前をつけることである。このグループ化と命名（名前づけ）が、評価観点となるのである。

　行動リストを、どのようにグループ化していくかに答えはない。例えば、看護計画の立案という課題であれば、「看護問題」に関すること、「看護目標」に関すること、「計画内容」に関することというように項目ごとにグループ化して評価観点とすることが多いかもしれない。しかし、アセスメントから計画内容までの一貫性と個別性が大事であると考えて、「一貫性」や「個別性」といった切り口を評価観点にしても間違いではない。どのようにグループ化するにしても、最終的に学生にも教員にもわかりやすく、形成的評価や総括的評価に使いやすければよいのである。

ただし、どのような場合も評価観点として名前をつける際には、「正確な」手技、「一貫性のある」計画といった修飾語はつけない。**手技が正確であることや計画に一貫性があることは、評価基準に記述すべきことである**からである。課題のなかの学習要素を表す、例えば「プライバシーへの配慮」といった学生にもわかりやすい語をつけるとよいだろう。

Step 4　表の作成

ルーブリック作成の最後の段階は、表の形に整理し、最高水準以外の段階をつくっていくことである。採点指針ルーブリックといわれるタイプのルーブリック（p.138）であれば、観点ごとにコメントを書ける欄を設ければ完成となる。複数段階のあるルーブリックであれば、最高水準の次は最低水準を作成する。最低水準の作成には Step 1 の質問⑥（p.29 参照）が役に立つだろう。

最後に、中間水準の作成になるが、「合格水準に達していないもの」ということで、「不十分」などの表記を使いたくなる。実際に、ほかにどう表記してよいかわからない場合もあるだろう。その場合は、帰納的方法によって特徴分析するまでは、一部曖昧な表現があってもよい。段階のつけ方については、「6. ルーブリックの段階のつけ方」（p.35）で詳しく述べる。

Column　演繹と帰納①　演繹とは

　ルーブリックの作成において、教育目標から論理的に必要とされる能力とその行動を考えていく方法を演繹的方法と名づけた。「演繹」を『デジタル大辞泉』（小学館）で調べると、「与えられた命題から、論理的形式に頼って推論を重ね、結論を導き出すこと」とある。これだけではわかりづらいので、もう少し平易な言葉で言い表すならば、「『○○だから××である』という理論や法則を積み上げて、最終的な結論を導き出すこと」であろう。演繹的推論の特徴として、前提が正しければ必ず推論も正しくなるということがあげられる。例えば、「人間は必ず死ぬ」「私は人間である」、「よって私は必ず死ぬ」という結論を導くことができる。一般的な事実（普遍的命題）から個別的な結論（個別的命題）を導き出す方法といえる。当然、前提を誤っていた場合は、結論も誤ってしまうことが多い。例えば、「哺乳類は胎生である」「カモノハシは哺乳類である」、「よってカモノハシは胎生である」というように、「哺乳類は胎生」という前提が誤っているために、「カモノハシは胎生」という誤った結論が導かれている。真である結論を導くことができなかった場合は、前提のどこかが間違っているということができる。では、前提が誤っている場合、必ず結論も誤るかといえば、そうではない。「鳥類は卵生である」「カモノハシは鳥類である」、「よってカモノハシは卵生である」と、前提の「カモノハシは鳥類」という前提が誤っているにもかかわらず、「カモノハシは卵生」という真である結論が導かれている。このように、演繹法は積み重ねる前提や理論が正確でなければ、成り立たない方法といえる。

ルーブリック作成の帰納的方法

　演繹的方法は、授業目標から論理的に評価基準を導き出す方法であったが、帰納的方法は、<u>学生が提出してきた成果物から評価基準を導き出す方法</u>である。帰納的方法は演繹的方法と同じく、<u>4つのStep</u>からなる。この作成は2人以上、できれば3人で行っていくことが望ましい。

Step 1 振り返り

　帰納的方法であっても、「<u>この課題を設定したのはなぜか</u>」という振り返りは必ず行うべきである。授業目標と課題目標がずれていないかの確認も重要である。演繹的方法のStep 1と同じ手順で振り返る。

　このときに大事なことは、作成する教員全員が教育目標の共通認識をもつことである。この振り返りによって、教員のなかでどのような課題は価値が高いという認識が共通化され、教員の採点の方向性が揃うのである。

Step 2 採点と並べ替え

　Step 1によって振り返りを行った後は、それぞれの教員で課題に対して採点を行う。課題の目的や目標が再確認された後であれば、それぞれの教員の採点結果は近しいものとなるはずである。教員によって採点が大きく食い違う場合は、その理由について話し合いを行う必要がある。食い違う理由としてよくあるものは、教育目標のなかでも力点を置く部分が教員によって違うことや、大事だと考えているものが違うという<u>価値観の違い</u>である。

　このようにして採点が終わったら、教員の採点の平均点や、または話し合いによって統合された採点方法に沿って、課題を並べ替えていく。

Step 3 特徴抽出

　並べ替えが終わったら、作成したいルーブリックの段階に合わせて、グループを作成していく。4段階であれば、75点、50点、25点と機械的に区切ってもよいし、合格のグループと不合格のグループにまず分けた後に、合格のグループを細分化してもよい。グループ分けをした後は、それぞれのグループの特徴を抜き出す作業となる。

　まずは最高レベルと最低レベルから行うと、特徴が明確に見えてわかりやすい。中間レベルについては、最高グループと比べて何が足りないのか、最低グループと比べて何ができているのかを、具体的に記述していく。この記述が具体的であればあるほど、ルーブリックはわかりやすいものとなる。複数の教員で行ったほうがよい理由は、この特徴抽出において、1人だけの視点ではその教

員が当たり前と思っていることが抜けてしまう可能性があるためである。

各グループの特徴を抜き出した後は、それがルーブリックの評価基準となる。

Step 4 評価観点の命名

Step 3 までの段階で評価尺度ごとの評価基準が作成できたことになる。これをより学生や教員が見てわかりやすいものとするために、評価観点に分ける作業が必要となる。抜き出された特徴を見つつ、グループ分けを行っていく。特に重要であると考える部分については、評価観点として命名してもよいだろう。

手順としては、演繹的方法の Step 3 (p.30) と同様である。

演繹と帰納②　帰納とは

　学生が提出してきた成果物から評価基準を導き出す方法を帰納的方法と説明したが、帰納とは何かについて解説しておこう。こちらも『デジタル大辞泉』(小学館)で調べると、「個々の具体的な事例から一般に通用するような原理・法則などを導き出すこと」とある。このまま例をあげると、「5歳児のA君はかけ算ができない」「5歳児のB君もかけ算ができない」「5歳児のC子ちゃんもかけ算ができない」、「よって5歳児はかけ算ができない」という結論を導くことができる。この推論方法は、「同じく5歳児のD君もかけ算ができない」というように前提にない未観測の事例も導くことができる。すなわち、帰納法とは具体から抽象に昇華させる推論法であり、部分から全体、特殊から普遍へと知識を拡張させていくものといえる。しかし、上記の例で、5歳児の全員が、かけ算ができないかというと、もちろんそうではない。すべての事例を観測して結論を導き出しているわけではないため、結論は前提が正しくとも理論的に間違っている可能性があるということである。そして、観測した事象の数が少ないほど、結論を誤る可能性が高くなる。演繹法と帰納法は、それぞれの長所・短所を補い合う推論法である。演繹法の長所は「前提が正しければ結論は正しい」という部分で、帰納法の「結論を間違う」という短所を補う。一方で、前提を超えた拡張性がないという演繹法の短所は、帰納法の「知識を拡張させる」という長所で補うことができる。こうした背景があることから、演繹法は分析的推論、帰納法は拡張的推論とそれぞれいわれるわけである。

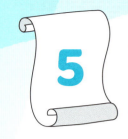

5 抽象的な目標からのルーブリック作成

　看護学実習の目標では、「主体的」「倫理観」など抽象的な表現が入ることは少なくない。このような価値観や情意領域に関わる抽象的な目標は、評価が非常に難しくなる。
　態度、興味、価値観など一般に情意目標と呼ばれている目標を明確化する方法として、ポファムの方法（表Ⅱ-5-1）[1]がある。この方法も4つのStepからなる。

　例えば、「看護学生として責任感ある態度」を評価したい場合、責任感ある態度をしている学生はどのような行動をとるかを考えるのである。責任感ある学生は、教員にしっかりと報告・連絡・相談をするであろうし、患者情報を不用意に話したり、患者にあやふやなことを言ったりはしないだろう。反対に責任感のない学生は、相談なく勝手なことをしたり、あちこちで患者情報を話したりするかもしれないし、患者にいい加減なことを言うかもしれない。このように、その情意的特性をもっている学生ともっていない学生像を具体的に想い描き、その差によって行動目標を設定するのである。

＊　＊　＊

　さまざまな目標からどのようにルーブリックを作成していくかは、第Ⅳ講において実例で解説しているので、参照してもらいたい。

表Ⅱ-5-1　ポファムの方法（情意目標を明確化する）

Step 1	その情意的特性をもっている人を想い描く
Step 2	その情意的特性をもっていない人を想い描く
Step 3	この2人が異なった行動をするような場面を考える
Step 4	情意的特性をもっている人がする行動のなかから目標を選択する

(Popham WJ：An Evaluation Guidebook. A Set of Practical Guidelines for the Educational Evaluator, The Instructional Objectives Exchange, 1971 より)

6 ルーブリックの段階のつけ方

　パフォーマンスの質を考えたとき、どのようなものが質が高いパフォーマンスであり、どのようなものが質が低いパフォーマンスなのだろうか。

　例えば、患者の採血であれば、患者の苦痛が少なく、安全に、必要量の血液を採取することが求められる。患者の苦痛に関することは、駆血帯による止血時間や注射針の刺入部位、刺入時間といった身体的苦痛と、針を刺されることへの恐怖、場合によっては検査結果や病に対する不安といった精神的苦痛があるだろう。

　安全については、注射針による事故、感染、患者の取り違いといったものが該当すると考える。これら非常に多くの要素への対処がすべて抜けなく理想通りにできたときは、高いパフォーマンスであるといえるだろう。パフォーマンスの質を規定する要因は、以下の3つに集約されると考える。

> **パフォーマンスの質を規定する要因**
> ❶ パフォーマンスを構成するさまざまな要素に抜けがないこと
> ❷ 個々の要素の遂行が原理原則に従っており、完成度が高いこと
> ❸ その完成度の高さがすべての要素で最初から最後までいつも安定して見られること

　これらのことをふまえると、ルーブリックの段階をどのようにつけていけばよいか考えやすくなる。評価基準の表記として、段階をつける方法は、大まかに分類すると全部で5つあると筆者は考えている。

1. 程度による段階づけ

　割合や回数などで段階をつける方法である。非常によく使用される方法で、「概ね」できた、「6割以上」できた、「5〜7回」できた、などの表記により、完成度や安定性の違いで段階をつけている。

　割合や回数といった数値であれば評価は行いやすいが、「概ね」などの程度副詞を使用した場合は、教員の主観によって程度が変わる可能性があるため、注意が必要である。

2. 達成個数による段階づけ

　パフォーマンスの構成要素すべてができているかに着目して段階をつける方法である。例えば、患者とのコミュニケーションにおいては、表情、声の大きさ、話す速さ、視線の高さなど多くのことに留意しながら話す必要があるが、これら1つひとつを達成すべき要素と考え「(4つのうち)3つできている」「2つできている」というように達成した個数で段階づけるのである。これは個々の要素

に優先順位がない場合によく用いられる。

3. 条件の変化や追加による段階づけ

　主にパフォーマンスの完成度や構成要素の抜けなどに着目して段階をつける方法である。例えば、清拭技術を評価する際に、「拭き残しはなく丁寧に拭いている」「拭き残しはないが拭き方が雑である」「拭き残しがあり拭き方も雑である」などの条件の組み合わせにより段階をつける方法である。この方法はパフォーマンスを構成する各要素に優先順位がある場合に使用するとよい。

4. 動詞の変化による段階づけ

　先述したブルームのタキソノミー(p.11)、後述する ICE モデル(p.134)などでは、学習の深度によって行為動詞が変わっているが、それをルーブリックに用いる方法である。この方法は、いまその現場で発揮することが求められるパフォーマンス課題にはあまり用いられないが、学生の中長期的な成長を評価するための、科目ルーブリックなどの長期的ルーブリックで使用される。

5. 教員の助言量による段階づけ（使用は勧めない）

　表記としては、「単独で実施できる」「少しの助言があればできる」「多大な助言があればできる」というようなものが該当する。この方法は、「1. 程度による段階づけ」の派生であるが、使用しないほうが望ましいと考えるため、あえて独立した段階づけとして分類した。

　この段階づけは、パフォーマンスの基準を設定せずに教員の主観によって段階をつける方法であるため、ルーブリック作成は容易となる。しかし、複数の教員が使用した場合、評価に差が出る可能性が高いこと、パフォーマンスの何に問題があるかが学生にわからず、形成的評価に用いることができないなどのデメリットがある。

　パフォーマンス課題であれば、1～3 までの方法を組み合わせ、段階づけを行うとよい。
　どの方法が良いということは一概にはいえないが、良いルーブリックとなるよう、できる限り信頼性の高い評価ができること、形成的評価に用いることができることの2点に留意して作成することが望ましい。

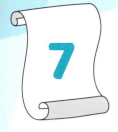

7 ルーブリック作成後のチェック

　評価の観点に順序的関連性があるとき、評価基準の内容によっては、極端に点数が低い学生が出る可能性がある。順序的関連性がある状態とは、Aという評価の観点が達成できなければ、Bという評価の観点も必然的に達成できないことと筆者は定義している。

　例えば、看護過程の展開というルーブリック（表Ⅱ-7-1）において、評価観点に【看護問題のアセスメント】【看護目標の設定】【看護計画の実施】を置いたとき、【看護問題のアセスメント】が十分できなかった学生は、当然、「適切な看護目標の設定」も「必要な看護計画の立案」についても達成できなくなるだろう。

　この「適切な看護目標」と「必要な看護計画」という部分を、「アセスメントから一貫した看護目標」と「看護目標を達成するための看護計画」というようにすれば、アセスメントが正しくできていなくても、それだけで目標や計画部分の点数が下がるということはない。評価観点は課題を学習要素に分割したものである。そのため、学習要素のどこにつまずきがあるのかがわかるように、評価基準を考慮しなければならない。

　そもそもルーブリックは学生に提示して使用するものである。そのため評価基準の表記がわかりにくくないか、誰が読んでも同じ意味となるかについて、教員だけの判断に頼らず、学生側の数名にも協力してもらい、確認するほうがよい。また、ルーブリックのなかに学生に教えていない概念や専門用語がないかもチェックするとよい。

表Ⅱ-7-1　順序的関連性のある「看護過程の展開」のルーブリックの例

評価観点	評価基準	注意点
看護問題のアセスメント	患者の健康問題を正しくアセスメントしている	「正しく」というのはどう判断するか難しい
看護目標の設定	適切な看護目標を設定している	「適切さ」はアセスメントを正しく行っていなければ達成できない
看護計画の立案	患者に必要な看護計画を立案している	「患者に必要」もアセスメントを正しく行っていなければ達成できない

> **ルーブリック作成後のチェック項目**
>
> ❶ 誰もが同じ評価ができるか
> ❷ 評価の対象は明確か
> ❸ （受け持ち）患者の状態によって差がでないか

　本書でくり返し述べているように、**「概ね」などの副詞を多用すると、信頼性の高い評価は難しくなる**。また、評価対象として、「記録、実習場面、カンファレンス」など複数のものが同時に列挙されていると、どの場面でどのようなパフォーマンスを実施すればよいかわかりにくい。そして、患者とのコミュニケーションを評価する課題において、受け持ち患者が強いうつ状態であれば、コミュニケーションが難しくなるなど、課題によっては受け持ち患者の状態に影響を受けてしまうことがある。

　作成直後には、まずこれらの事項をチェックし、さらに使用するなかでブラッシュアップしていくとよいだろう。

看護学実習での活用

　看護学実習におけるルーブリックの活用を考えたとき、実習目標1つひとつが独立した課題となった複数のルーブリックを作成することが望ましい。実習全体を1つの課題ととらえ、実習目標がそのまま評価観点となるようなルーブリックでは、評価観点ごとの基準の記述が非常に多くなるか、大雑把で曖昧なものになってしまうかのどちらかである。

　評価基準が多くなり過ぎたときは、評価観点のなかにさらに評価観点をつくることとなる。例えば、「受け持ち患者に看護過程を展開することができる」という目標を評価観点としてしまうと、その観点のなかにさらに「情報収集」「アセスメント」「計画立案」などの観点をつくらなければ評価が難しい。評価観点を多段的にすること自体に問題があるわけではないが、そのことによって巨大なルーブリックになってしまうのであれば、実習目標ごとにルーブリックを作成したほうが見やすく使いやすいものとなるだろう。本書におけるルーブリックの例も、実習目標単位で作成している。

　実習におけるルーブリックは、学生をいかに評価するかということよりも、学生の成長を促すための教育ツールとしての活用も考えるとよい。そのために、形成的評価において使用しやすいものを考える。例えば、看護学実習においては、学生に看護過程やプロセスレコードなど多様な記録の記載を求めている。これらの記録は、記録課題ととらえることができ、それぞれ実習目標に関連するものとなっているはずである。

　実習記録にどのようなことを書けばよいか、書いている内容は適切かを評価することは、実習目標を達成するうえで必要不可欠なものであり、常に形成的評価とフィードバックが求められるものである。そうであれば、実習目標の評価観点1つに対して、1つの実習記録が対応するように設計すると、実習指導にルーブリックがそのまま使えるようになる。

　表Ⅱ-7-2 は、評価観点と実習記録との関連を意識した対応表である。評価対象1～5にどのような内容が記載されていればよいかが評価基準となり、それがそのまま実習目標の達成につながって

表Ⅱ-7-2　評価観点と評価対象の対応表

課題　(実習目標)手術を受ける患者の特徴をふまえ、手術前の看護計画を立案できる。

評価観点1：患者アセスメント	評価対象1：患者基本情報とゴードン11パターンの用紙
評価観点2：問題の抽出	評価対象2：関連図の用紙
評価観点3：優先順位	評価対象3：看護計画の問題リストの用紙
評価観点4：目標設定	評価対象4：看護計画の用紙の目標部分
評価観点5：計画内容	評価対象5：看護計画の用紙の内容部分

いく。

　看護学実習のルーブリックのなかには、1つの評価観点における評価対象が記録と実施場面というように、複数になっているものがある。ルーブリックの使いやすさや見やすさを考えたとき、評価対象ごとに評価基準を意識して記載したほうがよい。情意領域や精神運動領域の評価においても、評価対象を「実習場面」とすると、いつ何を見ればよいのかわからないため、「患者とのコミュニケーション場面」「カンファレンスの参加状況」など、対象を明確にしておくと評価が行いやすくなる。

ルーブリックの分量

　ルーブリックの分量は、1課題に対しA4用紙1枚以内となるものが多い。どれくらいの分量が適正かは、一概に言うことは難しい。必要とされるパフォーマンスの要素を詳細に記述しているものは、評価の信頼性を高くするとともに、細やかなフィードバックができ、学生の学習を促進する効果がある。しかし、詳細であればあるほど、分量が増えるため、評価そのものに時間がかかることや、学生がルーブリックを読んで理解するのに労力を要するなどのデメリットもある。

　ここで、筆者が学生に対して行ったルーブリックのアンケート結果について紹介したい。2020年11月から2021年5月までの間で、A大学看護学科の3年生および4年生83名に対し、2週間の精神看護学実習終了後1週間以内に、無記名自記式アンケート[1]を実施した(図Ⅱ-7-1)。

　その当時、筆者が精神看護実習で使用していたルーブリックは、日々の行動計画やデータベース、関連図といった記録のみならず、誤字・脱字や守秘義務など、目標があると考えられるものすべてを評価対象としており、非常に詳細で、A4用紙13枚にもわたるものであった(表Ⅱ-7-3)。

　使用したルーブリックのメリットとして、「正解がわかりやすかった」「何を書くかわかりやすかった」が上位にあがっていた。現代の若者は、時間的効率化(タイパ)を求める傾向が強いといわれており、何をすればよいか明確なほど、好意的に見るのではないかと思われる。

　一方、デメリットとしての回答は、ルーブリック**そのもの**のデメリットではなく、実習目標の高さが影響していると考えられる「実践することが難しかった」が最も多く、「読むことに時間がかかった」をデメリットと回答する学生は3分の1程度であった。分量が多いルーブリックであれば、もっと多くの学生がその量自体をデメリットとして選択すると思われたが、それをデメリットとして考える学生は筆者が思うより少ないという印象であった。

　わかりやすいように詳細にするほどルーブリックの分量は多くなってしまうが、単純に分量が多

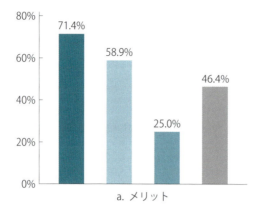

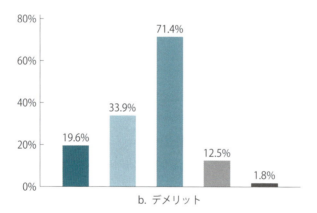

**図Ⅱ-7-1　ルーブリックを使って実習を行うメリット、デメリット
（学生アンケートより、複数回答可）**
全13枚のルーブリックを使って実習を行うメリット（a）、デメリット（b）についてアンケート調査を行った。
回収率は67.5％（56/83）であった。

いことが悪いともいえず、わかりやすさとのバランスで考える必要がある。

　これらのことから、**筆者が適切であると考える**ルーブリックの分量は、実習目標ごとに1枚程度、または記録用紙ごとに1枚程度として、**全体として5〜6枚**が教員も学生も使用しやすいのではないかと思う。

文献

1）北川明，小室葉月，岸本久美子：精神看護学実習におけるルーブリックの開発とそのメリット・デメリット─学生へのアンケート結果から．日看科学会講集41回：2-111，2021．

表Ⅱ-7-3 評価観点と評価対象の対応表（使用ルーブリックから一部抜粋）

課題 （実習目標）対象者を尊重した、援助的コミュニケーションを対象者ととることができる。

評価観点	評価対象	しっかりできている
倫理的配慮	コミュニケーション場面	❶以下のすべてについて対象者に確認をとっている。 □対象者が安心して話せる場所について □違和感や威圧感を与えない自らのポジションについて □他者へ会話が聞こえないような配慮について
言語的コミュニケーション	コミュニケーション場面	❶治療的コミュニケーション技法（授業資料）を使用し、対象者のケアを目的としたコミュニケーションをとっている。 ❷発言の内容に論理の飛躍がない。 ❸対象者の心情を勝手に決めつけた発言がない。 ❹対象者の発言に対し、共感や受容を示す言葉がけを行っている。 ❺I（アイ）メッセージを活用している。 ❻対象者が理解しやすい平易な言葉を用いている。
態度	コミュニケーション場面	❶以下の6項目に配慮しコミュニケーションをとっている。 □沈黙・間：対象者が黙った際、圧迫しない程度に対象者の発言を待つことができている。 □声量、トーン、発話量：対象者の発話量、声のボリューム、発話速度、発話頻度、声のボリュームを対象者と合わせている。 □視線：対象者の目をじっと見つめ、圧迫感を与えていない。対象者と視線を合わせる。視線が泳ぎ、落ち着かない様子ではない。自らの発話頻度、鋭い視線を向け、対象者に緊張感や恐怖感を与えていない。対象者内容に合わせて自らの表情を変化させ、対象者の感情を汲み取っていることを示している。 □表情：対象者の発言内容に合わせて自らの表情を変化させ、関心を受容する態度で接している。 □姿勢・体の向き：やや前傾、リラックスした姿勢で、理解し受容していることを示している。 □うなずき：対象者の発言内容に対してうなずき、対象者の発言や反応をそのまま受容している。 ❷まずは、対象者の話を批判したり、動揺したりせず、対象者の発言をそのまま受容している。 ❸対象者の話を遮らず、話がひと段落するまで聴いている。

第Ⅲ講

活用を心がける

1 ルーブリックの導入方法

　ルーブリックは、必ず学生に事前に提示して使用するものである。「これで評価します」と後出しするものではない。実習であれば、実習目標と同時に提示すべきである。ルーブリックを総括的評価に用いる場合は、その採点方法についても学生に提示するとよい。

　ルーブリックは、学生に対し「この課題はこのようなことを期待している」と示すと同時に、**成績評価が公正で客観的であることを示すもの**でもある。事前に示しておくことで、成績評価後のトラブルは少なくなると思われる。
　筆者は、実習指導にルーブリックを導入し10年近く経過したが、学生から成績について一度も異議申し立てを受けたことはない。

ルーブリックそのものの説明を

　ルーブリックの使用に慣れていない学生は、ルーブリックを見ずに課題を始めてしまうこともあるため、「ルーブリックとは何か」という説明も行ったほうがよいだろう。どれだけ説明しても、ルーブリックを見ない学生は一定数存在するが、形成的評価においてルーブリックを使用することで、学生はルーブリックの意味がわかるようになる。そのため、ルーブリックは総括的評価だけに使用するのではなく、形成的評価においても使用していくとよい。

　教育機関全体において導入を進めていくためには、各教員がルーブリックの必要性を知るとともに有用性も知る必要があるだろう。**「大変よくできた」「できた」「あまりできていない」などしか記載されていない非常に抽象的なルーブリックでは、その有用性を実感することはできない。**

＊＊＊

　まずは教員自身が採点や指導が行いやすいルーブリックを作成し、運用してみることをお勧めしたい。その後、信頼性・妥当性が高く、学生にとっても使いやすいルーブリックを検討していくとよいと考える。

2 ルーブリックを使った採点方法

　ルーブリックを使った採点にはいくつかの方法がある。それぞれに加点で点数をつける方法と、減点で点数をつける方法がある。

　第1に、評価基準の記載を1セルにつき1つにし、どれに該当するかによって点数をつける方法がある（表Ⅲ-2-1）。評価基準が1セル内に1つしか存在しない場合は、この方法が最も簡略でわかりやすい。

　第2に、評価基準が1セル内に複数ある場合に使用する方法がある。評価尺度ごとに点数を決め、それぞれの尺度でいくつ該当するか単純集計により採点する。評価観点ごとの配点を評価基準の項目数で割れば、1項目あたりの点数が算出できる。表Ⅲ-2-2 は、この採点方式の例である。メリットとしては、配点に手間がかからないということである。デメリットとしては、評価基準の優先順位が学生にわかりづらいことである。

　第3に、評価基準の1つひとつに点数をつける方法がある。減点法であれ加点法であれ、すべてに点数がついていれば、採点は容易である。

表Ⅲ-2-1　レポート用汎用ルーブリック

評価観点	5点	3点	0点
課題に対する記述	課題に対する解答が的確で、過不足なく網羅して書いている。	課題に対する解答を部分的には書いているが、的確ではない。	課題と関係ない内容を書いている。
論理的構成	結論に至るまでのプロセスが整理されていてわかりやすい。前後関係を必要かつ十分に書き、論理的に一貫している。	結論に至るまでのプロセスはたどれるが、前後関係や論理性が十分ではない。	結論に至るまでのプロセスを示していない。
レファレンス資料	レファレンス資料の選択が的確であり、過不足なく参照できている。	レファレンス資料を示そうとしているが、引用・参照方法に間違いが見られる。	レファレンス資料を使っていない。
文章の体裁	文章の体裁が整えられており、違和感なく平易に読み進めることができる。誤字・脱字がない。	文章の体裁に一部誤りがある。誤字・脱字がある。	文章の体裁が整えられておらず、読み進めることができない。誤字・脱字が多く意味がわからない箇所がある。

【採点方法】合計得点を計算する。この例の場合は、上から 3＋5＋3＋3＝14 点となる。
評価 A：18～20 点、評価 B：14～17 点、評価 C：10～13 点、評価 D：0～9 点
（橋本健夫：事例編 B 多文化理解とことば　レポート作成用ルーブリック，長崎大学大学教育イノベーションセンター，アクティブラーニング事例集 2．2013．より一部改変）

表Ⅲ-2-2 ルーブリックを使った採点例（評価基準が複数ある場合）

評価観点	優秀（3点）	合格圏（2点）	不合格（0点）
計画内容（30点）	❶OPには看護問題に関連する基本的条件づけ要素の以下の項目が含まれている。 □バイタルサインズ □身体状態に関すること □思考過程に関すること □治療と薬物の副作用に関すること	❶OPには看護問題に関連する基本的条件づけ要素の以下の項目で含まれていないものがある。 □バイタルサインズ ■身体状態に関すること □思考過程に関すること □治療と薬物の副作用に関すること	❶OPには看護問題に関連する基本的条件づけ要素の以下の項目すべてが含まれていない。 □バイタルサインズ □幻覚・妄想・妄想に関連すること □服薬に関連すること
	❷OPには看護問題に関連するセルフケアレベルを判定する（看護目標を評価する）ための項目を記載している。	❷OPには看護問題に関連するセルフケアレベルを判定する（看護目標を評価する）ための項目が不足している。	❷OPには看護問題に関連するセルフケアレベルを判定するための項目がない。
	❸OPにはTP、EPの効果を判定する項目を記載している。	❸OPには「どのようなときに」「何を観察するのか」は記載されているが、「どのような理由で」について記載されていない。	❸OPにはTP、EPの効果を判定するための項目がない。
	❹OPには「どのようなときに」「どのような理由で」「何を観察するのか」を記載している。	❹TPと看護目標の関連が明確ではない項目が2割以上ある。	❹OPに「どのようなときに」について記載がない。
	❺TPには看護目標を達成するためのもので、実行可能と想定されることを記載している。	❺TPに実行可能と想定されない項目が2割以上含まれている。	❺TPと看護目標の関連が明確ではない項目が5割以上ある。
	❻TPには患者の健康的な側面を伸長させるような計画が2個以上ある。	❻TPには「どのようなときに」「何を実施するのか」は記載されているが、「どのような理由で」について記載されていない。	❻TPに実行可能と想定されない項目が5割以上含まれている。
	❼TPには患者の価値観や趣味やそれまでの生活歴をふまえての記載が2個以上ある。	❼TPの「何を実施するのか」の部分が【不安の表出を促す】など抽象的な記述となっている。	❼TPに「どのようなときに」の記載がない。
	❽TPには「どのようなときに」「どのような理由で」「何を実施するのか」を具体的に手順も含めて記載している。	❽EPと看護目標の関連が明確ではない項目が2割以上ある。	❽EPと看護目標の関連が明確ではない項目が5割以上ある。
	❾EPは看護目標を達成するためのもので、患者が理解可能なように対象者に合わせ、平易な言葉で指導内容を記載している。	❾EPの指導内容に専門用語が多く、理解が困難なものが2割以上ある。	❾EPの指導内容に専門用語が多く、理解が困難なものが5割以上ある。
	❿EPには「どのようなときに」「何を指導するのか」は記載されているが、「どのような理由で」について記載されていない。	❿EPには「どのようなときに」「何を指導するのか」は記載されているが、「どのような理由で」について記載されていない。	❿EPに「どのようなときに」の記載がない。
合計18点	3点×2個＝6点	2点×6個＝12点	0点×2個＝0点

■は該当する項目

OP：観察計画　TP：直接ケア計画（援助計画）　EP：教育計画

表Ⅲ-2-3　ルーブリックを使った採点例（減点による方法・1）

課題　自らの看護体験をふまえて、看護とは何かをレポート用紙4枚以内で論ぜよ。論ずる際は資料を活用し、自らの論に説得力をもたせること。

評価観点	優秀	可	再提出	点数
レポートの体裁 （10点）	・すべて指定された書式通りに記載している	・3か所未満、指定された書式を守っていない（－5点）	・3か所以上、指定された書式を守っていない（－10点）	10
判読性 （10点）	・句読点や段落、日本語が正しく使用されており、誤字・脱字がない	・日本語の文章として不明な項目が1～2か所ある（－3点） ・誤字・脱字が1～2か所ある（－3点）	・句読点や段落の使用がない（－8点） ・日本語として不正確な項目が3か所以上ある（－7点） ・誤字・脱字が3か所以上ある（－7点）	7
論理性 （25点）	・序論、本論、結論と文章が構造化されている ・論旨に一貫性がある	・論旨は一貫しているが、序論、本論、結論と文章が構造化されていない（－7点）	・序論、本論、結論と文章が構造化されていない（－7点） ・論旨に一貫性がない（－18点）	7
看護体験の意味づけ （35点）	・自らの看護体験を記載し、その体験の意味を考察している ・体験をもとに看護とは何かについて論じている	・自らの看護体験を記載しているが、その意味を考察していない（－15点） ・看護とは何かを論じているが、看護体験がもとになっていない（－15点）	・看護体験を記載していない（－35点） ・看護とは何かを論じていない（－35点）	20
資料活用 （20点）	・自らの論を補強するために、根拠ある資料を引用している ・すべての資料が論を補強するために有効である	・資料の信頼性が低いものが1～2か所ある（－10点） ・資料が論を補強するためのものになっていないか所が1～2か所ある（－5点）	・資料を使用していない（－20点） ・信頼性の低い資料が3つ以上ある（－15点） ・3か所以上、資料が論を補強するためのものになっていない（－10点）	0

＊観点ごとのマイナスの合計は、その観点の配点を超えないものとする。　　　　　　　　　　（合計44点）

　この方法のメリットは、<u>重要項目が学生にひと目でわかる</u>ことである。デメリットは、評価基準の1つひとつに点数を設定するのに手間がかかるということである。
　表Ⅲ-2-3は減点法で、評価基準ごとに減点する点数を設定し、採点している。優秀に該当する項目は減点なしということである。加点法の場合は、評価基準ごとに加算する点数をつければよい。

　筆者は、第2の方法で、加点ではなく減点で点数をつける方法を使うことが多い。減点による方法のメリットとしては、評価基準の項目数をあまり気にしなくてもよいということがある。
　表Ⅲ-2-4では、再学習に該当する評価基準は4個あるが、配点は－3点としている。すべて再学習となった場合は、－12点となり、この観点の配点である10点を上回ってしまうが、その場合は0点として評価する。

表Ⅲ-2-4　ルーブリックを使った採点例（減点による方法・2）

	しっかりできている	まあまあ（−1点）	再学習（−3点）
プロセスレコード考察　自己理解（配点10点）	❶［考察］において自らの言動を看護援助として共感の観点から分析しており、論理的でわかりやすい。 ❷［考察］において自らの言動を自己一致の観点から分析し、自己一致できていないものがあれば、その理由を分析している。分析は論理的でわかりやすい。 ❸［考察］において、自らのコミュニケーションの特徴を以下の観点から分析しており、論理的でわかりやすい。 □認知のゆがみ　□偏見 ❹上記のすべての分析は、複数の受け答えのプロセス番号を使用し、分析している。	❶［考察］において自らの言動を看護援助として共感の観点から分析しているが、論理的ではないか、説明が不十分である。 ❷［考察］において自らの言動を自己一致の観点から分析し、自己不一致についても分析しているが、論理的ではないか説明が不十分である。 ❸［考察］において、自らのコミュニケーションの特徴を分析しているが、以下の視点が足りないか、論理的にわかりにくい。 □認知のゆがみ　□偏見 ❹上記の❶❷❸の分析のなかで、複数の受け答えから分析していないものが1個ある。	❶［考察］において自らの言動を看護援助として共感の観点から分析していないか、該当する分析内容になっていない。 ❷［考察］において自らの言動を自己一致の観点から分析していないか、該当する分析内容になっていない。または、自己不一致について分析していない。 ❸［考察］において自らのコミュニケーションの特徴を分析していないか、内容が特徴の分析になっていない。 ❹上記の❶❷❸の分析のなかで、複数の受け答えから分析していないものが2個以上ある。
点数		−1×2個	−3×1個

（合計：10−5＝5点）

表Ⅲ-2-5　看護計画立案のルーブリック（一部抜粋）

	A評価（最高）	B評価（60％）	C評価（再提出）
看護問題（10点）	□看護問題の優先順位は、生命の危機と最も低いセルフケアレベルとを考慮して定めている。	■看護問題の優先順位はセルフケアレベルの低い順に定められているが、生命の危機について考慮していないか、生命の危機を考慮して定められているが、セルフケアレベルは考慮していない。	□看護問題の優先順位には明確な根拠がない。
目標設定（15点）	□目標は長期目標と短期目標を記載している。 □看護目標は以下の原則を満たしている。 ・具体性 ・達成可能性 ・期日の明確性	■長期目標は看護問題と関連しているが、その達成が看護問題の解決となっていない。 ■看護目標は以下のうち2つ以上の原則を満たしていない。 ・具体性 ・達成可能性 ・期日の明確性	□目標は短期目標または長期目標のどちらかしか記載していない。またはその区別がなく1つしか書かれていない。 □看護目標は以下の3つの原則を満たしていない。 ・具体性 ・達成可能性 ・期日の明確性

＊■は該当する項目

評価基準1つひとつの配点については、最低限これだけできればよいという基準を最低の合格点となるように点数を設定していく。そして実際に学生を採点してみて、平均点や最高点、最低点から調整していくとよいだろう。

　ルーブリックは評価を明確にするだけでなく、<u>評価時間を短縮し、フィードバックを行いやすくするメリット</u>がある。評価尺度が3段階以上となっているものは、どの部分が不十分であるかを示しやすくなるため、フィードバックを素早く行うことができる。採点指針ルーブリック(p.138)であればコメントを書かねばならないため、フィードバックまでに少し時間を要する。そのため、できるだけ早く多くの学生に返さねばならないものは3段階以上のルーブリックを作成するとよい。

　<u>表Ⅲ-2-5</u>は、ルーブリックを使ったフィードバックの例である。看護計画立案のルーブリックの一部であるが、<u>緑色の線（□）で囲っている部分</u>は、現在の学生の達成状況である。実際に、実習の場面でフィードバックを行うときは、学生の前に看護計画用紙とルーブリックを広げながら、A評価に到達しているところだけをチェックし、到達できていない項目については、他の色で印をつけるか、学生にわかるように指で示していってもよい。

Column　採点とフィードバック

　人は誰もが承認欲求をもっており、学生たちも悪い点よりも良い点を取りたいと考えるものである。そのため、「ここの部分が不足しており、ここが改善されると最高評価になる」というようにルーブリックを土台にして指摘することで、ほぼすべての学生が改善しようと努力する姿を今まで筆者(北川)は見てきた。もちろん、前提として形成的評価に使用するルーブリックは学生にもわかりやすいものでなければならない。ここで、そのフィードバックの工夫を紹介したい。

　まず、A4用紙で手書きの課題を出すときには、用紙をA3サイズに変更し、左側をルーブリック、右側を課題の書式とすることである。実習要項や記録用紙においても同じような形式を取っており、見開きの左ページにルーブリック、右ページに書式となるように配置している。このようにルーブリックを常に見えるよう配置することで、学生は何が課題で求められているかを確認しながら課題を進めることができる。次に、ルーブリックの採点をする赤ペンを「消せるボールペン」にしていることである。ルーブリックは到達度評価であるため、途中経過がどうであれ最終的に目標に到達できていれば最高評価となる。そこで、実習中にこまめに記録類を確認し、ルーブリックにその時点の評価を書き入れていくのである。そして、改善がなされるたびに、新しい評価に書き換えていくことで学生は学習のモチベーションが維持される。この書き換えていくときに「消せるボールペン」が便利なのである。

3 ルーブリックと授業改善

　ルーブリックは、評価や学生の学習を促進させる効果があるだけでなく、われわれ教員の教育改善に役立つものである。

　表Ⅲ-3-1は、ルーブリックを使用してレポート課題を採点した結果で、評価尺度ごとに学生が何人該当したかを数えたものである。このように評価観点と評価尺度のクロス集計表を作成することで、どの部分の達成が難しかったかが一目瞭然となる。すべての人数を数えるのが煩雑であると思われるならば、最低レベルのものを数えるだけでもよい。

　ルーブリックを学生に提示しているにもかかわらず不可が多い場合は、**評価基準がわかりにくいこと**や、**課題の指示がわかりにくいこと**などで誤解が生じている可能性がある。優秀者が少なく、普通や不可の割合が多い場合は、評価基準に教員の主観が入り込んで厳しく評価していることや、学生に対して十分な教育ができておらず、学生に課題を行うだけの知識や能力が不足していることが考えられる。まずは、課題の指示やルーブリックの表現がわかりにくくないかを見直し、問題がないのであれば、その課題を達成できるだけの教育を行っているかを考えるとよい。

　例えば、看護計画の立案において、「個別性を考慮した計画になっている」という評価基準を多くの学生が達成できないのであれば、おそらく教員が求める「個別性」と学生の考えるそれが食い違っているのではないかと推測される。そのようなとき、「個別性」とはどういった定義で何が含まれるか、看護計画では具体的にどのように表現されるかということについて、今までの授業でどのように教えてきたのかを振り返る必要がある。もし、そのことについてしっかりと教えているのであれば、教え方が悪い可能性もある。教えていないのであれば、授業のなかで説明しておく必要があるだろう。このようにルーブリックは、教育改善のための資料となりうる。

＊　＊　＊

　学生の課題の出来が悪かったとき、学生が勉強しないと嘆く教員がときにみられるが、まず疑わねばならないことは、**教員の意図が学生に正確に伝わっているか、課題を行うに足る教育を実施しているか**である。

表Ⅲ-3-1　レポート課題の採点結果

評価観点	優秀	普通	不可
課題に対する記述	正正	正正正	丅
論理的構成	正⁻	正正正正	丅
引用資料	正丅	正正	正正
文章の体裁	正正正	正正丅	ー

＊正の字は人数を示す

見直しとブラッシュアップ

ルーブリックは一度つくれば終わりというものではない。

　実際に採点した結果をもう一度見返し、教員の印象とズレがないか、同一の成果物（パフォーマンス）を複数の教員で評価した際に採点結果に差が生じていないかの確認を行う必要がある。これは、パフォーマンスとして妥当なものが評価できているか、信頼性があるかの確認となる。

　次に、採点結果の一覧表を確認し、成績不良項目のルーブリックの表現がわかりにくくないかを確認していくことで、学生にとってわかりやすいルーブリックにブラッシュアップしていくことができる。

教員の印象と採点結果のズレ

　教員の印象と実際の採点結果にズレが生じている場合は、教員のねらったもの（意図）が、課題の表記やルーブリックに反映されていない可能性がある。

　レポート課題の場合、単にテーマについて考えてもらいたいという大きな目標ではなく、学生の何の能力を育成し何を評価したいと考えているかまで整理して学生に伝えなければ、学生と教員の認識が一致しないことがある。

　例えば、ある教員が、高齢者虐待を予防するには看護職として何をしなければならないのか考えてほしいと、「訪問看護における高齢者虐待予防について、文献を使って、あなたの考える看護職の役割を述べなさい」という課題を出したとする。そして、ルーブリックの最高水準の評価基準には、「テーマについて文献を使用し、論理的に自らの考えを記述している」と設定していたとする。この課題において、ある学生は訪問看護師の高齢者虐待を減らすために自分は看護職として何をしていくかを記述してくるかもしれないし、別の学生は家庭内において高齢者虐待を減らすための家族看護を記述してくるかもしれない。なかには、訪問看護師が誤って虐待をしないように、訪問看護における看護師のする業務とは何かを記述してくる学生もいるかもしれない。課題のテーマから考えると、上記の3つはいずれも間違いとは言い切れない。しかし、教員の意図したものと違うかもしれない。

　印象と実際の採点結果とのズレがみられたときには、課題やルーブリックを読み直して、教員が学生に期待していることがわかる表記になっているかを確認する必要がある。

教員間での評価結果のズレ

　次に、複数の教員で同一のパフォーマンスを評価した結果、教員間で評価結果にズレが生じていた場合は、ルーブリックの段階づけに抽象的な表現が含まれていないかを確認する。

　例えば、「論理的である」「論理性にやや欠ける」「論理的ではない」という段階づけの記述であった

場合、何が論理的で何が論理的でないかが明確でなければ、評価にズレが生じることになる。教員間で認識が異なるような表現に関しては、当然、学生の認識にもズレが生じることが予測される。このようなときは、抽象的な表現に対して、補足説明をするなどして、教員間および教員学生間の認識のズレを縮小させていく必要がある。また、教員間においては実際の成果物を目の前に置いて、「これは論理的である」「これは論理的ではない」などと、全員で意見のすり合わせを行いつつ評価を実施していくことで、全員の認識が一致していくだろう。

最後に、くり返しになるが、学生全体のルーブリック評価が悪いものがあったときは、その原因がルーブリック表記にある可能性がある。教員の意図するものと、学生がルーブリックを読んで理解したものとが食い違う場合、評価が全体的に下がるということが起こる。そのときは、学生からよく話を聴き、どのように課題やルーブリックを理解しているか確認するとよい。

* * *

ルーブリックは学生とともに使うものであるため、教員の意見だけでなく、学生の意見も聴きながらブラッシュアップしていくとよいだろう。これは大切な原則なので、本書でくり返し述べる。

Column 学生とのズレ

　ルーブリックは、他の教員や学生とともに使うものであるが、どれだけ詳細に評価基準を記載したとしても、その解釈にはどうしてもズレが生じるものである。同じ言葉であっても、経験してきたことも違えば知識量も違うため、それはやむを得ないことである。例えば、「三毛猫」の絵を描いてもらいたいときに、どれだけ細かく指示しても、寸分たがわず同じ絵になることがないように、ルーブリックにおいてその解釈が完全に一致することはない。では、ルーブリックを詳細に具体的に書く意味がないのかといえば、そうではない。「猫の絵を描く」と「三毛猫の絵を描く」とでは、やはり成果物として得られるものが大きく異なってしまうことは間違いない。そのため、ルーブリックの評価基準は、詳細に記載すること、学生が読んでわかる言葉を使うことが必要である。そのうえで、学生と教員との認識のズレを限りなく小さくする方法は、授業において、どのような能力を育成しようとした課題であるか、何を求めているかについて説明し、そのルーブリックを使った演習を行うことであると考える。演習を行うとともに、満点となるようなパフォーマンスや成果物を教員が提示すると、学生はより理解が深まるであろう。

　教員どうしのズレを小さくするのも、同じく課題の意図を共有することから始めるとよい。そして、評価尺度ごとに該当する「アンカー」と呼ばれる成果物を確認することで、認識のズレは小さくなる。

第 IV 講

実例で学ぶ
― 領域別 ―

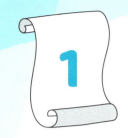

1 基礎看護学演習

目標を設定する

基礎看護学演習の例では、以下のように目標を設定する。

> **演習目標**
> ❶ 全身清拭の手順を留意事項や根拠をもとに理解したうえで、対象者に合わせた清拭と寝衣交換の計画を立案し、対象者の安全・安楽に配慮して、清拭と寝衣交換を実施することができる

目標を具体化する

演習例概要を次頁に示す。

この演習目標❶を、要素ごとに細分化していく。これは、課題の学習目標を考えることと同義である。

> **🍀目標の要素ごとの分割（学習目標リスト）**
> Ⓐ 全身清拭の手順を留意事項や根拠をもとに理解したうえで、対象者に合わせた清拭と寝衣交換の計画を立案できる
> Ⓑ 対象者の安全・安楽に配慮して、清拭と寝衣交換を実施できる

Ⓐを評価するうえで、注目すべきポイントは、「対象者に合わせた」の部分である。

看護実践において「対象者に合わせる」ことは必須のことであるが、何をふまえれば「対象者に合わせる」ことになるかを規定する必要がある。

演習内容は、全身清拭と寝衣交換であるため、患者の【倦怠感】【皮膚の状態】【運動機能】【関節可動域】といったものを考慮することができれば、「対象者に合わせる」ことができたとみなせるだろう。ほかにもさまざまな要素があるが、1年生の演習ということをふまえて目標の高さを設定し、考慮すべき要素を規定するとよい。

＊　＊　＊

次に、Ⓑにおいては、「安全」と「安楽」について規定しておく必要がある。

清拭と寝衣交換においての安全のリスクとしては、転落、皮膚の損傷（熱傷含む）、ルートの抜去、関節損傷、体温低下、呼吸状態の変動、疼痛の増強、体動による嘔吐、発疹や褥瘡の見逃し、感染

など非常に多くのものがある。本演習においては、転落に配慮し、ルートの誤抜去がなく、対象者の関節に負担をかけず、体温低下を予防し、全身を観察して異常の確認を行い、感染に留意することができれば、安全な実施と規定する。

同じように、安楽についても、どのようなことが実施できれば、対象者にとって安楽なのかを具体化していく。安楽とは精神的・身体的に苦痛や不快がなく快の状態と考えられる。よって、安楽に関するポイントとしては、身体的に不快に感じるお湯の温度や実施時間、精神的な不快や不安に対する声かけ、羞恥心への配慮などがあるだろう。

このように、抽象的な概念を具体化することで、学生がどのような行動をとればよいかが明確になる。

実際にルーブリックを作成する際には、計画どおりの準備ができているか、計画どおりの手順で行えているか、手技は正確か、手早く行えているかといった、準備と手技に関することも含めて考える必要がある。

本事例のルーブリック表は非常に詳細で、一部答えのようになっている部分がある。それは、1年生の演習であるということを考慮し、まずは何が大切かを学ばせたいと考えたためである。

演習例概要

この教育目標の達成を確認するためには、想定した患者に対する清拭・寝衣交換計画書を記載してもらい、計画書に沿った実技ができればよい。計画書には、「全身清拭の手順を留意事項や根拠をもとに理解したうえで、対象者に合わせた清拭と寝衣交換の計画を立案する」ことが評価できるように、手順を留意事項と根拠も合わせて記載してもらう。また、対象者に合わせている部分が明確となるように、根拠には「対象者の〇〇に対応するため△△を実施する」というような内容も記載するように指示する。

患者設定は、「山本さん、85歳の女性。発熱と全身倦怠感が続いているが、皮膚のべたつきがあり、清拭と更衣を希望している。ベッド上安静の指示がある。左前腕から持続輸液をしている。麻痺などはなく、指示によりある程度体を動かすことができる」とする。

学生は2人1組になり、看護師役と患者役を交代しながら実施し、ルーブリックに沿って実施できているか、互いに確認する。

＊　＊　＊

ルーブリックは表Ⅳ-1-1（p.56〜59）に、手順書は資料Ⅳ-1-1（p.58、59）に、それぞれ示す。

表Ⅳ-1-1　基礎看護学演習実技ルーブリック

課題　立案した計画に沿って、対象者の安全・安楽に配慮して、清拭と寝衣交換を実施することができる。

患者設定　山本さん、85歳の女性。発熱と全身倦怠感が続いているが、皮膚のべたつきがあり、清拭と更衣を希望している。ベッド上安静の指示がある。左前腕から持続輸液をしている。麻痺などはなく、指示によりある程度体を動かすことができる。

評価観点	評価対象	よくできた
準備	実践内容	❶計画書に沿って必要物品を用意できている。 ❷計画書に沿って、ベッドの高さや物品配置など、環境を整えている。 ❸援助実施後は患者の安全を確認している。
手技	実践内容	❶計画書に沿った手順で行っている。 ❷手技は常に丁寧で拭き残しはない。 ❸手技は手早く、清拭を開始してから20分以内に終了している。
安全	実践内容	❶患者の体温と血圧、倦怠感の強さを事前に確認している。 ❷蒸しタオルは、自分の肌に当てて温度を確認するとともに、患者に熱過ぎないか確認している。 ❸皮膚に発赤やびらんなどの異常がないか観察している。 ❹皮膚損傷を防止するために強く拭き過ぎないようにし、患者に強さについて確認をしている。 ❺気化熱による皮膚の表面温度の低下を防ぐために、蒸しタオルで拭いたあと、乾いたタオルで湿気を拭き取っている。 ❻脱臼を防止するために、四肢を動かす際は関節を支え、関節可動域に注意して行っている。 ❼輸液ルートの抜去防止のため固定を確認し、指示どおりに滴下しているか確認している。 ❽患者の寝衣を脱がせる際は点滴ルートに注意しながら行っている。 ❾体位変換時の支えやベッド柵の使用などにより、ベッドからの転落防止に注意を払っている。
感染	実践内容	❶手指衛生を行い、個人防護具（マスク、手袋、エプロン）を装着している。 ❷使い捨て手袋が汚染をした場合、すぐに外して手指衛生を行い、新しい手袋を装着している。 ❸使用済みのタオル、リネン類、手袋などは、ワゴンの下段に置いており、退室時にはすべて物品を持ち帰っている。

あと一歩	再学習
❶ 計画書に沿った必要物品の不足が1～2つある。 ❷ 計画書に沿って、ベッドの高さや物品配置など、環境を整えようとしているが、作業しづらい状況にある。 ❸ 援助実施後の患者の安全の確認が十分でない。	❶ 計画書に沿った必要物品が3つ以上不足している。 ❷ 計画書に沿って、ベッドの高さや物品配置など、環境を整えていない。 ❸ 援助実施後に患者の安全を確認していない。
❶ 手順が曖昧であり、計画書とは異なる手順が1～2回ある。 ❷ 手技は丁寧であるが、拭き残しが所々みられる。 ❸ 少し手間取る部分があり、20分以上25分以内に終了している。	❶ 手順が曖昧であり、計画書に沿った手順で行えないことが3回以上ある。 ❷ 拭き方が雑である。または拭き残しの範囲が大きい。 ❸ 手間取る部分が多く、時間が25分以上かかっている。
❶ 患者の以下の項目を事前に確認しているが、確認内容に抜けがある。 　□体温　□血圧　□倦怠感の強さ ❷ 蒸しタオルは、自分の肌に当てて温度を確認しているが、患者に熱過ぎないか確認していない。または、患者に熱過ぎないか確認しているが、自分の肌に当てて温度を確認していない。 ❸ 皮膚の観察はしているが、(背部、殿部、踵部など)十分に観察できてない部分がある。 ❹ 皮膚損傷を防止するために強く拭き過ぎないようにしているが、患者に強さについて確認をしていない。または、患者に強さについて確認をしているが、強く拭き過ぎている。 ❺ 蒸しタオルで拭いたあと、乾いたタオルで湿気を拭き取っているが、拭き取りが不足である。または、乾いたタオルで拭き取りをしていないことが1～2回ある。 ❻ 四肢を動かす際は関節を支えているが、関節可動域に注意していない。 ❼ 輸液ルートの抜去防止のため固定を確認しているが、滴下速度は気にしていない。または、滴下速度は気にしているが、固定の確認はしていない。 ❽ 患者の寝衣を脱がせる際は点滴ルートに注意しながら行っているが、抜去してしまいそうになっている。 ❾ ベッドからの転落防止の対応はしているが、不足している。	❶ 患者の体温、血圧、倦怠感の強さを事前に確認していない。 ❷ 蒸しタオルを、自分の肌に当てて温度を確認しておらず、患者に熱過ぎないかの確認もしていない。 ❸ 皮膚に発赤やびらんなどの異常がないか観察していない。 ❹ 患者に強さについて確認をしておらず、強く拭いている。 ❺ 蒸しタオルで拭いたあと、乾いたタオルで湿気を拭き取っていない。 ❻ 四肢を動かす際に関節を支えていない。 ❼ 輸液ルートの固定および指示どおりに滴下しているかの確認をしていない。 ❽ 患者の寝衣を脱がせる際、点滴ルートが抜去されないかを気にかけていない。 ❾ ベッドからの転落防止に注意を払っていない。
❶ 手指衛生、個人防護具(マスク、手袋、エプロン)装着のいずれか1つ実施していない。 ❷ 使い捨て手袋が汚染をした場合、すぐに外してはいるが、手指衛生または新しい手袋装着のどちらかを実施していない。 ❸ 使用済みのタオル、リネン類、手袋などが、ワゴンの上で散乱している。	❶ 手指衛生、個人防護具(マスク、手袋、エプロン)の装着をしていない。 ❷ 使い捨て手袋が汚染をしても、そのまま使用している。 ❸ 使用済みのタオル、リネン類、手袋などが、患者のベッド上や床などに散乱している。または、使用済みの物品を患者のところに置き忘れて帰っている。

(次ページにつづく)

表Ⅳ-1-1 つづき

評価観点	評価対象	よくできた
安楽	実践内容	❶保温や羞恥心への配慮のために、患者にかけ物をかけて、不必要な露出を避けている。 ❷患者に排泄の希望がないかを確認している。 ❸蒸しタオルは、患者が冷たさを感じないよう、お湯につけ保温したり、タオルの端が体に触れないように配慮している。 ❹対象者に次に何をするか説明しながら実施している。 ❺疲労感と気分の悪さがないか確認しながら実施している。

資料Ⅳ-1-1　清拭と寝衣交換の手順書

学習目標

　全身清拭の手順を留意事項や根拠をもとに理解したうえで、対象者に合わせた清拭と寝衣交換の計画を立案し、対象者の安全・安楽に配慮して、清拭と寝衣交換を実施することができる。

患者設定

　山本さん、85歳の女性。発熱と全身倦怠感が続いているが、皮膚のべたつきがあり、清拭と更衣を希望している。ベッド上安静の指示がある。左前腕から持続輸液をしている。麻痺などはなく、指示によりある程度体を動かすことができる。

手順書

①バイタルサイン測定や観察により患者の状態を把握する。
②患者にこれから実施する全身清拭と更衣の流れを説明し、同意を得る。
③排泄の有無を確認する。
④必要物品を準備し、作業環境(ベッドの高さ、物品配置)を整える。
　　ベースン、ピッチャー、お湯、タオル、バスタオル、湯温計、新しい寝衣
　　ワゴン、ディスポーザブルエプロン、手袋、マスクなど
⑤手指消毒後、ディスポーザブルエプロン、手袋、マスクを装着する。
⑥顔を拭く。患者に自分で拭けるか確認をし、拭けない場合は介助する。目 → 額 → 頰 → 鼻 →
　口 → 顎 → 耳 → 首の順番で枕を濡らさないように拭く。

あと一歩	再学習
❶ 保温や羞恥心への配慮のために、患者にかけ物をかけているが、不必要な露出が時折ある。 ❷ 清拭が始まってから、排泄の確認を思い出し確認している。 ❸ 蒸しタオルは、患者が冷たさを感じさせないよう配慮しているが、1～2回はうまくできていない。 ❹ 対象者に次に何をするか説明しながら実施しているが、説明しないことが1～2回ある。 ❺ 疲労感と気分の悪さがないかの確認が1回程度しかない。	❶ 保温や羞恥心への配慮のための行動をとっていない。 ❷ 患者に排泄の希望がないかを確認していない。 ❸ 蒸しタオルは、患者に冷たさを感じさせないよう配慮しているが、3回以上うまくできていない。 ❹ 対象者に次に何をするか説明していないことが3回以上ある。 ❺ 疲労感や気分の悪さがないか確認していない。

⑦ 寝衣の紐またはボタンを外し（患者に確認し実施してもらっても可）、右袖 → 左袖の順で寝衣を脱ぐ。
⑧ 左袖を脱ぐ際、点滴のクレンメを閉じ、点滴を一時的に止める。寝衣を脱がせた後、点滴バッグ、ルートを抜く。クレンメを開放し、点滴を再開する。
⑨ 上半身前面を拭く。
　＊患者に自分で拭けるか確認をし、拭けない場合は介助する。関節を支え、保温とプライバシーに注意しながら拭く。拭く強さ、タオルの温度は適宜患者に確認する。蒸しタオルで拭いた後、乾いたタオルで湿気を拭き取る。皮膚の観察を行う。
⑩ 側臥位にし、汚れた寝衣をまとめる。体位変換時ベッド柵を使用し転落防止に努める。
⑪ 上半身背面を拭く。＊に準ずる。
⑫ 患者を仰臥位にし、汚れた寝衣を取り除く。
⑬ 点滴のクレンメを閉じ、点滴を一時的に止める。新しい寝衣の左袖に点滴バッグ、ルートを通して左手を通す。クレンメを開放し、点滴を再開する。
⑭ 側臥位にし、新しい寝衣の脇線と患者の側面を合わせ、寝衣を患者の下に入れる。
⑮ 仰臥位にし、寝衣を身体の下から引き出し、右袖を通す。
⑯ 寝衣の前を合わせる（患者に確認し、実施してもらっても可）。
⑰ 体位を確認し、寝衣にしわのないことを確認する。
⑱ 下半身を拭く。足全体を拭いてから陰部を拭く。＊に準ずる。
⑲ 下着を新しいものに交換する。
⑳ 輸液の滴下状態、刺入部、患者の状態を確認し、ベッド周囲の環境を整える。
㉑ ディスポーザブルエプロン、手袋、マスクを脱ぎ、手指消毒をする。
㉒ バイタルサイン測定や観察により、患者の状態を把握する。

2 在宅看護学実習

目標を設定する

　在宅看護学実習の例では、訪問看護ステーションでの実習を通して、地域で生活している療養者およびその家族の生活ニーズを把握し、その人らしく生きるための支援のあり方について在宅看護の実践を通して学ぶこと、また、地域の環境や社会資源をふまえ、保健・医療・福祉の関係職種との連携・協働の実際を通して地域包括ケアにおける看護職の機能・役割・責任について考察することを目的とし、以下の4点を設定している。

> **実習目標**
> ❶ 療養者と家族の価値観や自己決定権を尊重し、主体的に行動できる
> ❷ 療養者と家族の療養生活上の看護課題をアセスメントし、看護計画を立案できる
> ❸ 療養者と家族の課題解決に向けた看護援助を実施できる
> ❹ 在宅で療養している人とその家族の健康生活を支援する保健医療福祉体制や連携・協働の実際から、地域包括ケアにおける在宅看護の機能・役割・責任について考察できる

目標を具体化する

　ここでは、実習目標❹について具体化し、ルーブリックとすることについて解説する。
　この目標は、地域で生活する在宅療養者とその家族を支えるために欠かせない「多職種連携」の重要性を、在宅看護の実践の場における体験から学び、そのなかで在宅看護の果たすべき機能・役割・責任について学生なりに考察できることを期待し、設定している。
　ここで述べる「保健医療福祉体制や連携・協働」とは、在宅で療養している人や家族を支えるためのサービス・社会資源の種類や事業所、職種にはどのようなものがあるか、そしてそれぞれの事業所や職種がどのような連携を取りながら役割を遂行しているのかといった、「サービス・社会資源の利用状況と対象者を取り巻くさまざまな事業所や職種の連携状況」のことを指す。

　目標を評価するためには、まず目標を具体化する必要がある。この目標を要素ごとに細分化していくと、2つの要素に分割できる。

> **❀ 目標の要素ごとの分割（学習目標リスト）**
> **A** 在宅療養者と家族の生活を支える社会資源と対象者を取り巻くさまざまな事業所や職種の連携状況の実際を知ることができる
> **B** 実際に見聞きしたことをもとに、多職種連携における在宅看護の機能・役割・責任を考察することができる

次に、各要素について、それはどのようなことを意味しているのかを定義し、その具体的な行動を検討していく。

Aについては、看護過程における「情報収集の実施」にあたる内容と考える。

情報収集においては、情報収集用の書式を使うことで、学生は系統的に情報収集することができるだろう。まとめると以下のようになる。

療養者と家族の活用している社会資源に関する情報が、カルテ情報、コミュニケーションなどから過不足なく取得できている

書式に必要な情報を記載することができていれば、適切に情報収集が行えているとみなしてもよい。過不足がないかどうかは、事前に授業内で在宅療養者を取り巻く社会資源や専門職について教えておくことで、そのときの授業資料を基準として考えることができる。

Bは、情報収集において得た情報を根拠とし、機能・役割・責任の3つをそれぞれ考察することである。よって、ルーブリックの基準として考えるならば、情報収集した項目を根拠としているか、機能・役割・責任をそれぞれ考察しているか、それぞれの考察は論理的で現実から逸脱していないか、という点が最低限必要な項目と考えられる。

ここに、考察の説得力を高めるため文献を使用することや、考察の書き方を序論・本論・結論とわかりやすく書くことを基準として求めてもよいだろう。

実習例概要

ここでは、訪問看護ステーションにおける2週間の実習を想定している。

表Ⅳ-2-1に実習スケジュールを示す。10日間の実習のうち8日間は、訪問看護ステーションにおいて1名を受け持ち、事例展開を行う。残りの2日間は学内日で、記録の整理、面談などを行う。

実習の内容は、1日目、2日目に情報収集、整理しアセスメントを行っていく。3日目には看護問題を把握し、看護計画を立案する。4日目に立案した計画の修正を行い、中間カンファレンスにて計画の妥当性を確認する。5日は学内日で、教員との中間評価のための面談、記録整理、自己学習を行う。6、7日目は看護計画に沿った援助を実施し、8日目に評価を行う。9日目は最終カンファレンスにて学習のまとめを行う。10日目の学内日には、学習内容について学生どうしのカンファレンスや教員との面談を行い、学生個々の学習の進度について確認を行う。

* * *

ルーブリックは**表Ⅳ-2-2**(p.63)に、実習記録用紙は**資料Ⅳ-2-1、2**(p.62)に、それぞれ示す。

表Ⅳ-2-1　在宅看護学実習スケジュール

	月	火	水	木	金
1週目	実習施設内オリエンテーション ・受け持ち療養者の情報収集	訪問看護同行 ・情報収集 ・アセスメント	訪問看護同行 ・看護計画立案	訪問看護同行 ・看護計画修正 ・中間カンファレンス	学内日
2週目	訪問看護同行 ・看護計画実施	訪問看護同行 ・看護計画実施	訪問看護同行 ・看護計画評価	訪問看護同行 ・最終カンファレンス	学内日

資料Ⅳ-2-1　在宅看護学実習記録（在宅療養者とその家族の生活を支える地域の社会資源）

記載日：令和　　年　　月　　日（　）　実習グループ：　　G　　学生氏名：

(1) 活用しているサービス

サービスの種類	利用状況	サービス提供主体

(2) サービスの利用状況、スケジュール

	月	火	水	木	金	土	日
午前							
午後							

(3) 訪問看護師との連携状況、連携方法

資料Ⅳ-2-2　在宅看護学実習レポート

実習を通して学んだことについて、以下3点のテーマ別に記載すること。
　記載日：令和　　年　　月　　日（　）　実習グループ：　　G　　学生氏名：

(1) 在宅療養者とその家族の地域での療養生活の実際を知り学んだこと

(2) 在宅療養者とその家族を支える保健・医療・福祉の連携のあり方

(3) 在宅療養者とその家族の健康生活を支援する在宅看護の機能・役割・責任

表Ⅳ-2-2 在宅看護学実習ルーブリック

課題 在宅で療養している人とその家族の健康生活を支援する保健医療福祉体制や連携・協働の実際から、在宅看護の機能・役割・責任について理解できる。

評価観点	評価対象	評価尺度1 よくできた（90％以上）	評価尺度2 まあまあできた（60％以上）	評価尺度3 努力が必要（60％未満）
情報収集	記録用紙1（資料Ⅳ-2-1）	❶記録用紙1(1)に、療養者とその家族が活用しているサービスについて、サービスの種類、利用状況、サービス提供主体のそれぞれの情報が漏れなく網羅して記載している。 ❷記録用紙1(2)に、療養者とその家族が活用しているサービスの利用状況、スケジュールを正しく記載している。 ❸記録用紙1(3)に、療養者とその家族が活用しているサービスのスタッフと訪問看護師との連携状況、連携方法について、記録用紙1(1)、(2)の情報をふまえ具体的に記載している。	❶記録用紙1(1)に、療養者とその家族が活用しているサービスについて、サービスの種類、利用状況、サービス提供主体について記載しているが、一部情報に漏れがある。または誤っている部分がある。 ❷記録用紙1(2)に、療養者とその家族が活用しているサービスの利用状況、スケジュールについて記載しているが、一部情報に漏れがある。または誤っている部分がある。 ❸記録用紙1(3)に、療養者とその家族が活用しているサービスの提供主体のスタッフと訪問看護師との連携状況、連携方法について記載しているが、具体性がない。または記載内容に誤りがある。	❶記録用紙1(1)に、療養者とその家族が活用しているサービスについて、記載していない欄がある。 ❷記録用紙1(2)に、療養者とその家族が活用しているサービスの利用状況、スケジュールについて記載していない。 ❸記録用紙1(3)に、療養者とその家族が活用しているサービスの提供主体のスタッフと訪問看護師との連携状況、連携方法について記載していない。
学びの統合	記録用紙2（資料Ⅳ-2-2）	❶記録用紙2(1)において、在宅療養者を支える地域での療養生活の実際を知り学んだことについて、(1)の内容をふまえて考察し記載している。 ❷記録用紙2(2)において、在宅療養者とその家族を支える保健・医療・福祉の連携のあり方について学んだことを、(1)(2)の内容をふまえて考察し記載している。 ❸記録用紙2(3)において、在宅療養者とその家族の健康生活を支援する在宅看護の機能・役割・責任について、(1)(2)で記載した事柄をふまえて考察し記載している。 ❹記録用紙2(1)～(3)の記載内容はいずれも論理的であり、現実から逸脱していない。	❶記録用紙2(1)において、在宅療養者を知り地域での療養生活の実際で学んだことについて記載しているが、事例への関わりの内容を記載しておらず具体性がない。または学んだことの記載が不十分である。 ❷記録用紙2(2)において、在宅療養者とその家族を支える保健・医療・福祉の連携のあり方について学んだことを記載しているが、(1)の内容をふまえておらず具体性がない。または考察が不十分である。 ❸記録用紙2(3)において、在宅療養者とその家族の健康生活を支援する在宅看護の機能・役割・責任について記載しているが、(1)(2)の内容をふまえておらず具体性がない。または考察が不十分である。 ❹記録用紙2(1)～(3)において、論理的でない、または現実に則していない記載がされている項目が1つある。	❶記録用紙2(1)において、在宅療養者とその家族の地域での療養生活の実際を知り学んだことについて記載していない。 ❷記録用紙2(2)において、在宅療養者とその家族を支える保健・医療・福祉の連携について学んだことを記載していない。 ❸記録用紙2(3)において、在宅療養者とその家族の健康生活を支援する在宅看護の機能・役割・責任のうち記載していない項目がある。 ❹記録用紙2(1)～(3)において、論理的でない、または現実に則していない記載がされている項目が2つ以上ある。

成人看護学実習Ⅰ（周手術期）

目標を設定する

成人看護学実習（周手術期）の例では、以下の4点を設定する。

> **実習目標**
> ❶ 手術を受ける患者の心理状態、身体状態をアセスメントし、健康問題を抽出できる
> ❷ **手術を受ける患者の特徴をふまえ、手術前および手術後の看護計画を立案できる**
> ❸ 手術前・手術後の問題解決に向けて、患者の回復過程を支援できる
> ❹ 実践した援助の評価・修正ができ、患者を中心とする視点や倫理的観点で振り返ることができる

目標を具体化する

ここでは、実習目標❷を具体化し、ルーブリックとすることについて解説する。
この目標を要素ごとに細分化すると、以下の2つの要素に分割できる。

> **🍀 目標の要素ごとの分割（学習目標リスト）**
> Ⓐ 手術を受ける患者の特徴をふまえた手術前の看護計画を立案できる
> Ⓑ 患者の特徴をふまえた手術後の看護計画を立案できる

次に、各要素について、それはどのようなことを意味しているものなのかを定義し、その具体的な行動を検討していく。

Ⓐは、周手術期における術前看護として、「手術に向けた計画」と「術後の状態を見越しての計画」が立案できるようになることをねらいとしている。手術に向けた看護としては、術野の汚染や手術部位感染予防のため術前の下剤の内服や剃毛、術前のシャワー浴または入浴、術後肺炎の予防のため口腔ケアの実施、患者の手術に対する精神的なケアなどがあるだろう。

術後の状態を見越した看護とは、手術後に起こる可能性が高い合併症を予防するための看護が中心となるだろう。例えば、術後は麻酔などの作用により分泌物が貯留しやすいことや、術後の疼痛や不安などから呼吸筋が抑制されやすいため、呼吸器合併症が起こりやすい。そのため、術前から呼吸訓練を実施することが有効とされている。よって、術前の呼吸機能検査をふまえて、呼吸訓練ができているか確認を行ったり、できていなければ指導をしたりするという計画が立案されていればよい。さらに、これらの計画が手術を受ける患者の特徴をふまえていることが求められる。この

患者の特徴については、「患者理解のルーブリック 評価表」(p.123)と考え方は同様である。患者の特徴が、手術前と手術後の問題にどのように影響するかをアセスメントしたうえで、計画立案することが重要となる。例えば、高齢者であることや糖尿病などの既往があれば、術前・術後の看護は当然変わってくるであろう。

　看護計画を評価するルーブリックの場合、看護目標とO・T・Eプランが評価の対象となる。そして、観点はそのまま看護目標、O・T・Eプランとなることが多い。内容としては、【全身状態の維持】【手術部位感染予防】【術後合併症予防】【精神的支援】などの内容が含まれている評価基準であれば、具体的なルーブリックになる。

> ### ❀ 術前看護目標の最高水準
> 1. アセスメントで記載した疾患、術式、患者の性格、患者の心身の特徴をふまえ、手術に向けて患者の心身の状態を整えるものである
> 2. アセスメントで記載した術後に起こりうる可能性のある合併症を予防するものである
> 3. 目標は患者の状態や性格などを考慮し、手術日までに達成可能と考える高さのものである

　Oプランの最高水準としては、「目標が達成されたか評価できる観察項目が記載されていること」「T・Eプランの実施時と効果評価時に観察する項目が具体的に記載されていること」「患者の既往や現疾患の症状、全身麻酔、術式による影響を予測し、起こりうるリスクに関連するものが記載されていること」が必要である。

　例えば、呼吸機能低下がみられる患者が全身麻酔の手術を受ける場合、術後は呼吸器合併症を発症する確率が高くなるだろう。そのため、呼吸状態（呼吸音、肺音の左右差、副雑音、呼吸回数、SpO_2など）、呼吸訓練状況、疲労度、口腔ケア、飲食の時間などをあげる必要があるだろう。

　T・Eプランとしては、以下の内容が記載できていれば最高水準となる。

> ### ❀ T・Eプランとしての最高水準
> - 計画内容は、目標を達成するための促進となるもので実現可能な内容が記載されている
> - 計画内容は、目標を達成するうえで阻害要因となるすべてのものを解決する実現可能な内容が記載されている
> - 計画内容は、患者の既往や現疾患の症状、患者の心身の特徴をふまえたものが記載されている
> - 計画内容は、アセスメントで記載した術後の経過予測をふまえている
> - 計画内容は、誰もが理解でき、実施できる具体的なものが5W1H（準備物品・実施手順を含む）で記載されている

　次に、Bでは、どのような内容が計画に含まれていればよいのか検討していく。

　術後看護の目的は、患者が手術の侵襲や麻酔から速やかに回復するよう支援すること、呼吸・循環機能低下などによる合併症を予防すること、患者の苦痛を最小限にすることである。さらには、退院後の生活を見越して、回復に向けた生活指導を行うこともあるだろう。

術後看護計画の評価の対象は、術前看護計画と同じく看護目標とO・T・Eプランであり、ここに全身麻酔と手術に対する心身の反応から生じる内容が反映できていればよい。

> **❀ 術後看護目標の最高水準**
> 1. 実際に実施された術式や身体状態の影響をふまえ、術後合併症を予防し、手術の侵襲から速やかに回復することをめざしたものである
> 2. アセスメントで記載した疾患、術式、患者の性格、患者の心身の特徴をふまえ、術後の生活を見据えたことが明らかにわかるものである
> 3. 目標は、手術経過や患者の回復過程を考慮して、評価日までに達成可能と考える高さのものである

Oプランの最高水準としては、以下の3点が必要である。

> **❀ Oプランとしての最高水準**
> - 目標が達成されたか評価できる観察項目が記載されていること
> - T・Eプランの実施時と効果評価時に観察する項目が具体的に記載されていること
> - アセスメントした疾患や全身麻酔、術式による影響と術後の経過によって起こりうるリスクに関連するものが記載されていること

例えば、全身麻酔による下肢の手術を受けた患者における観察項目では、深部静脈血栓症が起こりやすくなる。また、深部静脈血栓症の症状がみられなくても、離床時に肺塞栓症や心筋梗塞などを起こすことも考慮していく必要がある。

よってこの例であれば、観察項目としては、深部静脈血栓症の症状(ホーマンズ徴候、足背動脈の触知、浮腫、腫脹の左右差、色調変化など)の有無・程度、離床の状況、下肢の運動、食事や水分摂取状況、検査データ(Dダイマー、FDP)、下肢静脈エコー、造影CT、呼吸状態、胸部症状、創部痛などをあげる必要がある。

T・Eプランとしては、下記の内容が記載できていれば最高水準となる。

> **T・Eプランとしての最高水準**
> - 計画内容は、目標を達成するための促進となるもので実現可能な内容が記載されている
> - 計画内容は、目標を達成するうえで阻害要因となるすべてのものを解決する実現可能な内容が記載されている
> - 計画内容は、アセスメントで記載した疾患、手術による影響、患者の性格、患者の心身の特徴をふまえたものが記載されている
> - 計画内容は、アセスメントで記載した術後の経過予測や患者の退院後の生活をふまえている
> - 計画内容は、誰もが理解でき、実施できる具体的なものが5W1H(準備物品・実施手順を含む)で記載されている

術後の患者の状態は、時間経過で大きく変化していく。そのため、術後の経過予測をしつつ、時期によって計画内容を変えていく必要がある。例えば、術後48時間以内は出血に注意が必要であるが、術後5日目を過ぎてくると出血よりも感染に注意が必要となるといったことである。また、術後の入院期間が短縮される傾向であるため、退院後の生活に向けての支援も重要である。

　今回、術前と術後でO・T・Eプランを別々に解説したが、これらは患者のアセスメント結果と看護目標から導かれるものであり、本質的な考え方は、術前、術後だけでなく、精神看護領域であろうと小児看護領域であろうと同じである。

　ルーブリックとして表記する際には、それぞれの領域の特徴を評価基準として入れることで、学生が「領域における重要事項」を意識しやすくなるという効果がある。そのため、初学者である学生に対しては、あえて領域の特徴となる評価基準を入れることで学習効果が増すのではないかと、筆者は考えている。

実習例概要

　表Ⅳ-3-1に実習スケジュールを示す。成人看護学実習（周手術期）は、3週間を1クールとして、実習を行う。3週間のスケジュールとしては、病院実習11日間、2～3週目には各週に1日学内日を入れ、思考の整理や技術演習を行う。

　病院実習の進め方として、実習1週目には、入院患者を受け持ち、患者の特徴をふまえながら患者理解を進め、術前の看護を実施する。2～3週目は、術後の看護を実施し、退院に向けての支援をしていく。受け持ち患者の条件としては、全身麻酔下で手術を受けるものとする。

＊　＊　＊

　ルーブリックは表Ⅳ-3-2（p.68、69）、日々の実習記録用紙は資料Ⅳ-3-1（成人共通）（p.70）に、それぞれ示す。ルーブリックは術前・術後を合わせたものとなっているが、術前と術後を分けて2つにしたほうが、使いやすいだろう。

表Ⅳ-3-1　成人看護学実習（周手術期）スケジュール

	月	火	水	木	金
1週目	学内日		病院実習		
	・オリエンテーション ・シミュレーション演習		・手術を予定している患者の受け持ち ・手術前看護の実践		
2週目	病院実習		学内日	病院実習	
	・手術見学 ・手術後看護の実践		・思考の整理 ・技術演習 ・形成的評価	・手術後看護の実践	
3週目	病院実習				学内日
	・手術後看護の実践 ・退院に向けた実践				・評価面接 ・総括的評価 ・思考の整理

表Ⅳ-3-2　成人看護学実習Ⅰルーブリック（周手術期実習評価表）

課題　手術を受ける患者の特徴をふまえ、手術前および手術後の看護計画を立案できる。

評価観点	評価対象	A（よくできた）
看護目標	・術前看護計画用紙 ・看護目標	❶看護目標は、アセスメントで記載した疾患、術式、患者の性格、患者の心身の特徴をふまえ、手術に向けて患者の心身の状態を整えるものと、アセスメントで記載した術後に起こり得る可能性のある合併症を予防するものの2つがある。 ❷目標は患者の状態や性格などを考慮し、手術日までに達成可能と考える高さのもので、評価可能な具体的なものである。
	・術後看護計画用紙 ・看護目標	❶看護目標は、実際に実施された術式や身体状態を考慮し、術後合併症を予防し、手術の侵襲から速やかに回復することをめざしたものと、アセスメントで記載した疾患、術式、患者の性格、患者の心身の特徴をふまえ、術後の生活を見据えたことが明らかにわかるものの2つがある。 ❷目標は手術経過や患者の回復過程を考慮して評価日までに達成可能と考える高さのもので評価可能な具体的なものである。
看護計画	・術前術後看護計画用紙 ・Oプラン	❶看護目標を評価するため必要となる観察項目が具体的に記載されている。 ❷T・Eプランの実施時と効果評価時に必要となる観察項目が具体的に記載されている。 ❸術後計画では術後に起こり得る可能性のある合併症に関する観察項目が具体的に記載されている。 ❹すべての観察項目は、看護目標および看護計画に関連するもので、いつどのようなときに何を観察するかが明確に記載されており、関係のない項目がない。
	・術前術後看護計画用紙 ・Tプラン ・Eプラン	❶計画内容は、目標を達成するための促進となるものと目標を達成するうえで阻害要因を解決するものの2側面から効果的と考えられる計画内容が記載されている。 ❷計画内容には、アセスメントされた以下の項目すべてを考慮されたものが記載されている。 □既往　□現疾患の症状　□身体状態　□精神状態　□性格・価値観　□術後の経過予測 ❸術後の計画内容には、アセスメントされた退院後の生活環境と生活状況を見据えたものが記載されている。 ❹計画内容は、誰もが実施できるものが5W1H（準備物品・実施手順を含む）で具体的に記載されている。 ❺Eプランは患者の認知能力をふまえた言葉遣いを具体的に記載している。

B（まあまあできた）	C（努力が必要）	備考
❶ 看護目標は、手術に向けて患者の心身の状態を整えるものと術後に起こり得る可能性のある合併症を予防するものの2つがあるが、一般的なものとなっており、アセスメントの内容が反映されているように見えない。 ❷ 目標は患者の状態や性格などを考慮し、手術日までに達成可能と考える高さのものであるが、具体性にやや欠ける。	❶ 看護目標は、手術に向けて患者の心身の状態を整えるものとアセスメントで記載した術後に起こり得る可能性のある合併症を予防するものの2つがないか、アセスメントした患者の状態とつながりがわからないものである。 ❷ 手術日までに達成可能と考える高さのものでないか、まったく具体的ではなく評価できないものである。	つながりがわからないとは、アセスメントしたものと方向性がずれていること
❶ 看護目標は、術後合併症を予防し、手術の侵襲から速やかに回復することをめざしたものと、術後の生活を見据えたものの2つがあるが、一般的なものとなっており、アセスメントの内容が反映されているように見えない。 ❷ 目標は手術経過や患者の回復過程を考慮して評価日までに達成可能と考える高さのものであるが、具体性にやや欠ける。	❶ 看護目標は、術後合併症を予防し、手術の侵襲から速やかに回復することをめざしたものと、術後の生活を見据えたものの2つがないか、アセスメントした患者の状態とつながりがわからないものである。 ❷ 評価日までに達成可能と考える高さのものでないか、まったく具体的ではなく評価できないものである。	
❶ 看護目標を評価するため必要となる観察項目が記載されているが、具体的でないものや不足しているものが1〜2個ある。 ❷ T・Eプランの実施時と効果評価時に必要となる観察項目が記載されているが、具体的でないものや不足しているものが1〜2個ある。 ❸ 術後計画では術後に起こり得る可能性のある合併症に関する観察項目が記載されているが、具体的でないものや不足しているものが1〜2個ある。 ❹ 観察項目は、いつどのようなときに何を観察するかが記載されているが、看護目標と看護計画に関係のない項目が1〜2個ある。	❶ 看護目標を評価するため必要となる観察項目が記載されているが、具体的でないものや不足しているものが3個以上あり、目標の評価が難しい。 ❷ T・Eプランの実施時と効果評価時に必要となる観察項目が具体的に記載されていない。 ❸ 術後計画では術後に起こり得る可能性のある合併症に関する観察項目が具体的に記載されていない。 ❹ 観察項目は、いつどのようなときに何を観察するかが明確に記載されていないか、看護目標と看護計画に余分な項目が3個以上ある。	
❶ 計画内容は、目標を達成するための促進となるものか、目標を達成するうえで阻害要因を解決するもののどちらかしかない。 ❷ 計画内容には、アセスメントされた以下の項目を考慮しているが、1〜2個視点が不足している。 □既往　□現疾患の症状　□身体状態 □精神状態　□性格・価値観 □術後の経過予測 ❸ 術後の計画内容には、アセスメントされた退院後の生活状況を見据えたものが記載されているが、生活環境まで考慮できていない。 ❹ 計画内容は、具体的に5W1Hで記載されているが、準備物品などは記載されていない。 ❺ Eプランは言葉遣いを具体的に記載している。	❶ 計画内容は、目標を達成するために必要と考えられるものではない。 ❷ 計画内容には、アセスメントされた以下の項目を考慮しているが、3個以上視点が不足している。 □既往　□現疾患の症状　□身体状態 □精神状態　□性格・価値観 □術後の経過予測 ❸ 術後の計画内容には、退院後の生活を見据えたものが記載されていないか、計画内容がずれている。 ❹ 計画内容は、5W1Hで記載されていない。 ❺ Eプランは患者の言葉遣いを具体的に記載していない。	術前計画には、以下の項目に関する内容がすべて記載されている必要がある。 □全身状態の維持 □手術部位感染予防 □術後合併症予防 □精神的支援

資料Ⅳ-3-1　日々の実習記録

患者目標	
行動計画 8：30 12：00 16：00	計画
実施(2)	評価(3)
質問事項(4)	

4 成人看護学実習Ⅱ（慢性期）

目標を設定する

成人看護学実習（慢性期）の例では、以下の6点を設定する。

> **実習目標**
> ❶ さまざまな慢性疾患において必要とされる支援の特徴を理解し、疾病認識と自己管理の状況、検査値などからセルフケアの現状と課題をアセスメントし、患者の全体像を把握できる
> ❷ 疾病管理や療養生活、患者家族にとって望ましい行動が継続できるような安全と安楽に配慮した看護計画を立案できる
> ❸ **計画した看護援助を、対象者の状況に合わせて実施し、評価することができる**
> ❹ 患者と家族がセルフケアによる自分らしい生活を実現するための看護師の役割を考察できる
> ❺ 実践した看護の意味や課題を、患者中心とする視点や倫理的観点で振り返ることができる
> ❻ 看護専門職者としてふさわしい態度を身につけることができる

目標を具体化する

ここでは、実習目標❸を具体化し、ルーブリックとすることについて解説する。
要素ごとに細分化すると、以下の2つの内容に分割できる。

> **♣ 目標の要素ごとの分割（学習目標リスト）**
> Ⓐ 計画した看護援助を、対象者の状況に合わせて実施することができる
> Ⓑ （実施したことを）評価することができる

まずⒶを具体化するにあたって、その内容を検討しなければならないところは「対象者の状況に合わせて」の部分である。何がどこまでできれば、対象者の状況に合わせたといえるのかについて検討し、具体的行動として表記しておかなければ、評価することは難しくなる。

ここでいう「対象者の状況に合わせる」とは、患者の個別性に合わせた看護計画を立案するという意味ではなく、患者のそのときの状況に合わせて看護計画を変更するということである。すなわち、この目標は事前に計画した看護援助を、患者の状況に合わせて臨機応援に変化させ、その看護実践を評価することを期待しているのである。

では、実習において学生が患者の状況に合わせて臨機応変に対応していることを、どのように評価すればよいだろうか。そもそも看護実践は患者の状態に合わせて計画をしておくことが原則であり、実習中に臨機応変な対応が必要とされる場面は多くないことも考慮しなければならない。

評価基準を考える前に、「患者の状況に合わせる」を定義していく。本実習においては臨機応変を意味する内容としているため、「患者に関する何らかの情報を得た時点(カルテ、バイタルサイン、患者の表情・発言など)において、計画変更の必要があると認められるとき、事前に準備していた看護計画(行動予定や看護実施手順書なども含む)に、必要な修正を加えること」という定義が考えられる。

よって、Aとは、以下の項目が達成できればよいと考える。

> 🍀 **看護援助実施時の最高水準**
> 1. 学生が不在時の患者情報を得た際、計画変更の必要性があるかを検討し、必要性があれば行動計画または看護計画を修正している
> 2. 患者の身体状態、表情や発言といった情報を得た際、計画変更の必要性があるかを検討し、必要性があれば看護計画や看護実施手順の修正を行っている
> 3. 計画の修正は得られた情報から考えて、妥当と考えられるものである
> 4. 看護実践は計画書に従って行われており、患者の安全(感染予防も含む)と安楽に配慮されたものである

ここにさらに、どのような看護実践においても共通である「患者への説明や声かけ」が加わるとよいだろう。また、看護実施手順の修正については、実施前にどのような変更を加えるかを教員に説明してから実施するなどの方法で確認してもらうとよい。さらに実習記録に「いつ、どのような情報を得たことで、当初計画をどのように変更したか、その理由は何か」について記載してもらうことで変更内容が妥当かどうかも評価できるようになる。

Bでは、実践した看護の結果を事実として受け止め、その結果を客観的に評価し、今後の看護の改善に活かすことを求めている。看護の改善とは、より効果的な介入ができるように日々の行動計画、看護計画、技術の実施手順を修正することである。

よって、以下の項目ができれば、「(実施したことを)評価すること」が達成できたと考える。

> 🍀 **看護援助の評価の最高水準**
> 1. 実施した看護と患者の反応を問題別に記載している
> 2. 患者の反応から実施した看護の効果について評価を行っている
> 3. 評価結果から今後の看護について記載している
> 4. 3の内容を受けて、日々の行動計画および看護計画、技術実施手順書の修正を行っている

1、2、3については、SOAPで書いてもよいであろうし、看護と患者の反応を詳細に書けるような書式を用意してもよいであろう。

4については、Bをそのまま読めば含まれていないものであるが、本実習ではAにおいて計画修正することを求めているため、Bでも計画の修正を求めることとした。

表Ⅳ-4-1　成人看護学実習（慢性期）スケジュール

	月	火	水	木	金
1週目	学内日 ・学内実習オリエンテーション	病院実習 ・患者を1名受け持ち、情報収集アセスメントをして対象理解に努める ・全体像を把握し、健康問題を導き出す			
2週目	病院実習 ・看護計画にもとづいた看護実践を行う ・看護実践の評価・計画の変更修正を行う		学内日	病院実習	
3週目	病院実習 ・看護計画にもとづいた看護実践 ・評価・計画変更			学内日 ・まとめの会	・評価面接

実習例概要

表Ⅳ-4-1 に実習スケジュールを示す。

成人看護学実習（慢性期）は、学内オリエンテーション後、1週目から病院実習とする。2週目の水曜日を学内日とし、教員との形成的評価、思考の整理や文献検索、看護技術の練習を行う。3週目は水曜日まで病院実習をし、最後2日間で、学生どうしの学びの共有、教員との評価面接を行う。

＊　＊　＊

ルーブリックは表Ⅳ-4-2（p.74、75）、日々の実習記録用紙は資料Ⅳ-3-1（成人共通）（p.70）にそれぞれ示す。日々の実習記録用紙は、「3．成人看護学実習Ⅰ（周手術期）」と同じ書式を使用する。

表Ⅳ-4-2　成人看護学実習Ⅱルーブリック（慢性期実習評価表）

課題　計画した看護援助を対象者の状況に合わせて実施し、評価することができる。

評価観点	評価対象	すばらしい	もう一歩
実践	パフォーマンス（援助場面）	❶計画書や手順書に従い不足なく物品準備を行い、物品は動線を考えて配置している。 ❷計画書や手順書に従い看護技術に共通した以下の3つの原則をすべて守って援助を行っている。 □安全管理　□感染予防 □安楽確保 ❸手技は丁寧で手際が良い。	❶計画書や手順書に従い不足なく物品準備を行っているが、物品は動線を考えて配置できていない。 ❷看護技術に共通した以下の3つの原則をすべて守って援助を行っているが、手順書とは違ったことを行っている。 □安全管理　□感染予防 □安楽確保 ❸手技は丁寧だが手際が悪く、時間が通常よりも数分程度長くかかっている。
患者への対応	パフォーマンス（援助場面）	❶朝の申し送りや学生が不在時のカルテ情報を得た際、計画変更の必要性があるかを検討し、必要性があれば行動計画または看護計画を修正しており、その修正は情報をふまえ根拠があり妥当なものである。 ❷患者のバイタルサインや身体状態、表情や発言といった情報を得た際、計画変更の必要性があるかを検討し、必要性があれば看護計画や看護実施手順を修正しており、その修正は情報をふまえ根拠があり、妥当なものである。	❶朝の申し送りや学生が不在時のカルテ情報を得た際、計画変更の必要性があっても、行動計画または看護計画を修正していないことが時折みられる。修正は情報をふまえており、根拠があり妥当なものである。 ❷患者のバイタルサインや身体状態、表情や発言といった情報を得た際、計画変更の必要性があっても、修正していないことが時折みられる。修正は情報をふまえており、根拠があり妥当なものである。
コミュニケーション	パフォーマンス（援助場面）	❶看護援助の前にこれから実施することについて、十分に患者に説明し、了解を得ている。 ❷看護援助中、実施内容に沿って、今から何をするか説明しつつ、患者の不安を軽減させるような表情と声かけを行っている。	❶看護援助の前にこれから実施することについて、患者に説明しているが、専門用語を使用しておりわかりにくさがある。了解は得ている。 ❷看護援助中、実施内容に沿って、今から何をするか説明しているが、患者の不安を軽減させるような声かけは行えていない。または、患者の不安を軽減させるような声かけは行っているが、実施内容の説明が不十分である。
評価	評価用紙	❶実施した看護と患者の反応を看護問題別に正確かつ具体的に記載し、患者の反応から実施した看護の効果について論理的に評価を行っており、その評価は妥当である。	❶実施した看護と患者の反応を看護問題別に正確かつ具体的に記載し、患者の反応から実施した看護の効果について妥当な評価を行っているが、論理的な説明が不足しているものがある。
	看護計画用紙 日々の行動計画	❷評価結果と患者の反応から論理的に必要と考えられる今後の具体的な看護について記載している。	❷評価結果と患者の反応から今後の看護について記載しているが、看護がやや具体的ではない。

がんばろう	不合格	備考
❶必要物品に不足しているものがあるが、実施前に気づき用意している。 ❷計画書や手順書に従い看護技術を実施できておらず、安楽確保に不備がある。 ❸手技が雑な部分があるか、時間がかかりすぎている。	❶必要物品が不足していることを自分で気づくことができない。物品が不潔になるなど、明らかに管理に不備がある。 ❷計画書や手順書に従い看護技術を実施できておらず、安全または感染予防に不備がある。 ❸手技は非常に雑であるだけでなく、時間がかかりすぎて対象者に負担を与えている。	
❶朝の申し送りや学生が不在時のカルテ情報を得た際、計画変更の必要性があっても、行動計画または看護計画を修正していないことがしばしばみられる。修正は情報をふまえており、根拠があり妥当なものである。 ❷患者のバイタルサインや身体状態、表情や発言といった情報を得た際、計画変更の必要性があっても、修正していないことがしばしばみられる。修正は情報をふまえており、根拠があり妥当なものである。	❶朝の申し送りや学生が不在時のカルテ情報を得た際、計画変更の必要性があっても、行動計画または看護計画を修正していない。または、修正は情報をふまえておらず、根拠がないものである。 ❷患者のバイタルサインや身体状態、表情や発言といった情報を得た際、計画変更の必要性があっても、修正していない。または、修正は情報をふまえておらず、根拠がないものである。	「時折」とは、1日に1回程度。「しばしば」とは、1日に複数回。
❶看護援助の前にこれから実施することについて、患者に説明しているが、了解を得ていない。 ❷看護援助中、今から何をするか説明しているが、実施内容に沿っておらず、患者の不安を軽減させるような声かけは行えていない。	❶看護援助の前にこれから実施することについて、患者に説明していない。または説明していても内容が誤っている。 ❷看護援助中、今から何をするか説明しておらず、患者の不安を軽減させるような声かけも行えていない。	
❶実施した看護と患者の反応を看護問題別に記載しているが、情報が不足しているものがある。または、患者の反応から実施した看護の効果について評価を行っているが、論理的でなく飛躍している評価がある。 ❷今後の看護を記載しているが、評価結果からどのようにつながっているかわかりづらい。または、看護がまったく具体的ではない。	❶実施した看護と患者の反応が看護問題別に記載されていない。または、実施した看護の効果について評価を行っていない。 ❷今後の看護を記載ているが、評価結果からのつながりがまったくわからない。または、今後の看護についての記載がない。	

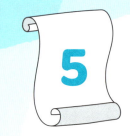

5 小児看護学実習

目標を設定する

　小児看護学実習の例では、病棟に入院するあらゆる健康レベルの小児とその家族を対象に、小児の発達段階と特徴について把握し、成長発達の促進および疾患・障害の回復・安定のための看護の役割とその実践について学ぶことを目的とし、以下の実習目標を設定している。

> **実習目標**
> ❶ 小児と家族との関わりのなかで、看護専門職としての態度（倫理観、主体性）を身につけることができる
> ❷ 成長発達の段階、健康障害や治療による日常生活への影響をふまえ、小児と家族を身体・心理・社会的側面から統合してとらえることができる
> ❸ 小児と家族の看護問題を明らかにし、看護計画を立案することができる
> ❹ 小児の個別性をふまえた看護援助を実践できる
> ❺ 健康障害が小児と家族に及ぼす影響をふまえ、健康回復と成長発達に必要な看護の役割について考察を述べることができる

目標を具体化する

　ここでは、実習目標の❷と❹についてその内容を具体化し、ルーブリックとすることについて解説する。

＊　＊　＊

　実習目標❷は、児の疾患・障害の状況だけでなく家族の心理的状態も含めて、家族全体の状況を身体・心理・社会的側面から統合的にとらえ、分析できる能力を身につけることを期待し設定している。入院は、児のみならず家族にとっても強い不安を感じる出来事である。児を支える家族も含めて全体像をとらえることの重要性を学ぶことをねらいとしている。

　ここで述べる「成長発達の段階」とは、身長体重などの身体状況、今どのようなことができてどのようなことがまだできないか、発達における遅れなどがみられないか、日常生活をどのように送ってきたかなど、月齢・年齢と比較した発達の程度のことを意味する。たとえ制限の多い入院中であっても、遊びなどの関わりを通して児の成長が可能な限り阻害されないような働きかけは欠かせない。児の発達状況に合わせた看護を立案するためにも、データベースで成長発達に関する情報を漏れなく収集し、アセスメントに活かしていくことが大切となる。

「健康障害や治療による日常生活への影響」とは、児と家族がこれまでできていたことや送れていた生活が健康障害やその治療によってどのようにできなくなっているのか、といった現状の困りごと、さらに疾患や障害が改善されない場合にはどうなるのか、といった今後のリスクのことである。これらを把握することが適切な看護問題の把握につながるため、まずデータベースでの情報収集を行ったうえで、アセスメントにつなげていく。

これらの定義をふまえ、目標を評価するためには、まず目標を要素に分解して具体化する必要がある。この目標を、要素ごとに細分化していく。

> 🍀 **目標の要素ごとの分割（学習目標リスト）**
> **A** 児の成長発達の段階、健康障害や治療の内容、家族の情報を収集することができる
> **B** 現在の困りごとや今後のリスクを分析することができる
> **C** 情報を統合して全体像をとらえることができる

この3つの要素に分割できる。次に、各要素について、それはどのようなことを意味しているのかを定義し、その具体的な行動を検討していく。

A については、看護過程における「情報収集」にあたる内容である。
「児の成長発達の段階」「健康障害や治療の内容」「家族の情報」それぞれについて、どのような情報を集めればよいかは、授業資料を基準とすればよい。看護過程における情報収集は、どの領域においても理論や枠組みに沿った情報収集ができればよいのであるが、学ばなければならないことは、何を集めるかだけでなく、どのように集めるかも含まれるのである。よって、情報収集用紙において、ある特定の項目についてはカルテからの情報だけでなく、直接児を観察すること、家族とコミュニケーションをとりながら収集することというような指示を考えてもよいだろう。

> 🍀 **情報収集における最高水準**
> **1** 児と家族の理解に必要な情報が、情報収集の枠組みに沿って観察やカルテやコミュニケーションなどから過不足なく収集できている
> **2** 情報は主観的情報と客観的情報に適切に区別されている

1 については、どの領域の情報収集においても、結局のところ、その領域において使用される情報収集の枠組み（ゴードンの機能的健康パターンなど）に沿って、過不足なく収集ができればよいのである。**2** については、その後のアセスメントを論理的に行うために、収集した情報が主観的情報か客観的情報かが正しく区別され記載されているとよい。

B については、看護過程における「アセスメント」に当たる内容と考える。

> ❀ **アセスメントにおける最高水準**
> 1 情報を根拠とし、枠組みごとに現状の判断、原因の特定、今後の予測について分析している
> 2 問題の抽出・優先順位のつけ方は、医学的知識やエビデンスをふまえ、論理的で妥当と考えられるものである
> 3 各枠組みの分析結果から看護問題を抽出し、危険度(マズローの欲求階層など)を考慮して優先順位をつけて記載している

　これらの要素は本質的にはどの領域においても共通である。アセスメントにおいて最も重要なことは、その分析が論理的で医学知識やエビデンスに則っており、正しく問題を抽出できているかということである。論理的とは、根拠から物事の順を追い道筋を立てて結論を導くことである。
　3 については、枠組みごとに記載した分析を、関連図において統合し、さまざまな関連のなかから問題を抽出していく、というような形をとることが多い。この事例においては、C「情報を統合して全体像をとらえることができる」ということが、3 に該当することである。
　臨床においては、看護記録に関連図を記載することはあまりなく、頭のなかで情報の統合を行い、総合的に看護問題を抽出している。しかし、看護基礎教育においては、情報の整理や統合を学ぶために関連図を書いてもらうことが多いため、この事例においては関連図も含めて解説する。

　では、再度目標に戻り C「情報を統合して全体像をとらえる」ことをさらに具体的にしていく。ここでは、「情報収集様式で集めたゴードンの11の機能的健康パターンにおける情報それぞれの関連を明確にし、看護介入が必要な健康上の問題を明らかにすること」であると考える。そのため本例においては、ゴードンの11の機能的健康パターンをすべて網羅した関連図を作成することを課題としている。
　看護における情報は、患者を中心としてすべてつながっており、情報が絡み合い看護上の問題となっている。そして看護上の問題も共通の原因があり、それぞれが関連していることが多い。よって、情報を統合して全体像をとらえることができているかを評価するためには、以下の項目についてみていくとよい。

> ❀ **全体像をとらえるうえでの最高水準**
> 1 収集した情報やアセスメント内容(現状・原因・リスク)が関連図に過不足なく含まれている
> 2 記載したアセスメントと同じ流れで線がつながっており、さらに機能的健康パターン間のつながりが見えるように線がつながっている
> 3 患者の状態を維持・改善できるものとしての強みを書き入れている

　これらが行われていれば、適切に全体像の統合が行えているとみなしてもよいのではないだろうか。
　記載した関連図を俯瞰し、健康上の問題のなかでもより生命維持に影響が大きく、看護介入が可能なものを看護問題として抽出していくこととなる。関連図を書かせる目的や関連図の書き方につ

いてはさまざまな形式があるため、実習目標に照らし、「何を目的として関連図を記載するのか」をよく検討しておくことが必要である。そして授業内で事前に記載目的や方法を教育しておくことが大切である。

＊ ＊ ＊

実習目標❹は、収集した情報をもとにアセスメント、全体像の統合を行い、立案した看護計画をもとに実際に児と家族に援助を行う段階におけるものである。児に適した援助が行えているかどうかを、学生の援助実施の場面に教員が同席して観察し評価する「パフォーマンス評価」を行うことがねらいである。

ここで述べる「小児の個別性」とは、情報収集において知り得た情報のなかでも、趣味趣向、生活において大切にしていること、強みや弱み、できることできないことなど、「その児らしさ」が感じられる特徴のことであると考える。また、児を1人の人間として尊重して、児の意思を尊重することである。こうしたことはすでに看護計画において十分配慮されているものと思われるが、パフォーマンス場面においても児に合わせて臨機応変な対応が必要となるため、あえて個別性について言及した目標としている。それらは以下の3つの要素に分割できる。

> 🍀 **目標の要素ごとの分割（学習目標リスト）**
> Ⓐ 児に適したコミュニケーションをとることができる
> Ⓑ 児を1人の人間として尊重することができる
> Ⓒ 看護計画にもとづく安全・安楽な看護援助を実施することができる

次に、各要素について、それはどのようなことを意味しているものなのかを定義し、その具体的な行動を検討していく。

Ⓐは、以下の5項目が満たされていれば、信頼関係の礎となる適切なコミュニケーションをとることができているとみなしてよい。

> 🍀 **「児に適したコミュニケーション」における最高水準**
> ① 児の言語発達の段階をふまえた言葉がけを行っている
> ② 児の話を遮ることなく最後まで聴いている
> ③ 児の発言内容や思いを受容したうえで、自らの考えを伝えている
> ④ 児が気づまりにならない程度にアイコンタクトを取っている
> ⑤ 児の反応に合わせて表情を変え、感情を汲み取っていることを示している

「良いコミュニケーション」の要素としてはさらに多くあるが、ここでは小児を対象とした援助において重要と思われる要素を抽出した。どのような要素を大切にし、評価に含めるかは、教育において重視しているものをよく検討し選択していくとよいだろう〔表Ⅳ-5-2（p.82、83）の「コミュニケーション」の行も参照されたい〕。ルーブリックにおいては「コミュニケーション」を観点とし、上記の5項目を評価基準として列挙する形としている。

Bでは、以下の2項目が満たされていれば、児の尊厳を守り、意思決定するプロセスを支援しているとみなしてよいと考えられる。

> 🍀 「児を1人の人間として尊重する」における最高水準
> 1 看護援助を行う前には、これから学生が行うことについて児が理解しやすい言葉を用いて説明し、了承を得てから行うように努めている
> 2 児のプライバシーに配慮している

1においては、「了承を得てから行うように努めている」と記載している。これは、対象児が自身で意思決定を行うことが難しい年齢である可能性もあり、必ずしも言語的に了承を得ることができないこともあることなどを想定している。そうした場合であっても、わからないから説明しなくていいだろうということではなく、きちんと状況を説明し、意思を確認してから援助を行うことが大切であろう。このような意味も込めて、「努めている」としている。ルーブリックにおいては「倫理的配慮」を観点とし、上記の2項目を評価基準として列挙する形としている。

Cは、看護過程における「看護援助の実施」にあたる。児への看護援助の実施において必要な要素は以下の2点であると考える。

> 🍀 「看護援助の実施」における最高水準
> 1 立案した看護計画に沿った看護援助を提供している
> 2 状況に応じ安全・安楽に配慮した対応をしている

看護援助を実施するにあたっては、援助内容は看護計画にもとづいていることが大前提であることから、ルーブリックにおいては詳細な手順を記載しておらず、「実施内容が計画にもとづいている」という内容にしている。

これらが行われていれば、適切に看護援助が実施できているとみなしてもよいと考えられる。

実習例概要

表Ⅳ-5-1 に実習スケジュールを示す。

全10日のうち8日間の病棟実習においては、小児科病棟において1名を受け持ち、事例展開を行う。2日間は学内での演習を行う。

実習目標❹のパフォーマンス評価については、病棟実習6日目の実践場面を対象とする。

病棟実習の内容は、病棟実習1日目、2日目に情報収集、整理し、アセスメントを行っていく。3日目には看護問題を抽出し、4日目に看護計画を立案する。5、6日目は看護計画に沿った看護援助を実施し、7日目に評価を行う。

学内日には、それぞれの週の学習内容についてカンファレンスや教員との面談を行い、学生個々の学習の進度について確認を行う。

表Ⅳ-5-1　小児看護学実習スケジュール

	月	火	水	木	金
1週目	オリエンテーション・小児科病棟	小児科病棟	小児科病棟	小児科病棟	学内演習
	・情報収集	・情報収集 ・アセスメント	・アセスメント ・看護問題の抽出	・計画立案	
2週目	小児科病棟	小児科病棟	小児科病棟	小児科病棟	学内演習
	・計画実施	・計画実施	・計画実施・評価	・計画実施 ・最終カンファレンス	

＊　＊　＊

ルーブリックは**表Ⅳ-5-2**（p.82、83）に、実習記録用紙は**資料Ⅳ-5-1〜3**（p.84、85）に、それぞれ示す。

Column　領域別ルーブリック

　本書では、各領域の実習目標から複数のルーブリックを実例として掲載している。本書を企画構想した当初、領域別ルーブリックの講は設けない予定であった。しかし、実例が多くあるほうが初学者向けの手引きとしてわかりやすいだろうという意見もあり、掲載することとした。

　筆者（北川）が領域別ルーブリックを不要と考えた理由は、看護の本質はどの領域も同じであると考えたためである。対象者を理解し、対象者に必要と考えられる看護を提供する。そして、その結果をさらにアセスメントし、看護を継続していく——。どの領域においても、行為そのものに大きな違いはない。であれば、ルーブリックに大きな違いは出ないのではないかと考えたわけである。しかし、実際に領域別ルーブリックを作成するにあたって、それぞれの領域には専門性があり、その内容を学生に学んでもらうためには、やはり領域ごとに特徴的な実習目標とルーブリックになることがわかった。本書において、領域別ルーブリックで取り上げた目標は、できるかぎり各領域の特徴がわかりやすい例を考えたつもりではあるが、もっと領域の専門性がわかりやすいものがあったかもしれない。ただ、領域ごとに学ばせたい目標の違いによってルーブリックに特徴はみられても、学生に何ができるようになってもらいたいかを具体化するという、ルーブリック作成における基本の考え方は変わらない。どのようなルーブリックを作成するにせよ、評価基準の1つひとつが、学生の具体的な行動となるようにつくればよい。

表Ⅳ-5-2　小児看護学実習ルーブリック

課題　小児の個別性をふまえた看護援助を実践できる。

評価観点	評価対象	評価尺度1　よくできた（90％以上）
コミュニケーション	看護実践場面におけるパフォーマンス	❶児の言語発達の段階をふまえ、内容が理解しやすいような言葉がけを行っている。 ❷児の話を遮らずに最後まで聴いている。 ❸児の発言内容や思いを受容したうえで、自らの考えを伝えている。 ❹児が気づまりにならない程度にアイコンタクトを取っている。 ❺児の反応（笑う、怒る、泣くなど）に合わせて表情を変え、うなずき、感情を汲み取っていることを示している。
倫理的配慮	看護実践場面におけるパフォーマンス	❶看護援助を行う前には、これから学生が行うことについて児が理解しやすい言葉を用いて説明し、了承を得てから行うように努めている。 ❷児のプライバシーに配慮している。
看護援助	看護実践場面におけるパフォーマンス	❶立案した看護計画に沿った看護援助が提供されている。 ❷児の疾患や成長発達の段階をふまえて、看護援助実施の前中後を通し、児や家族の状況に応じ、以下の3つの原則をすべて守ったうえで看護援助を実施している。 □安全管理　　□感染予防　　□安楽確保

評価尺度2 まあまあできた(60％以上)	評価尺度3 努力が必要(60％未満)
❶児の言語発達の段階をふまえた言葉がけを行っているが、一部において言語発達の段階に比べ理解が難しい、あるいは簡単と思われる表現を用いている。 ❷児の話を遮ったことが1回ある。 ❸児の発言内容や思いを受容しているが、自らの考えを伝えていない。 ❹アイコンタクトが多く、児に圧迫感を与えている。または視線が泳ぎ、落ち着かない様子である。 ❺児の反応に対する表情の変化が乏しく、関心が高くない印象を与えている。	❶児の言語発達の段階をふまえておらず、著しく理解が難しい、あるいは簡単すぎる表現をしている。 ❷児の話を遮ったことが2回以上ある。 ❸児の発言内容や思いを否定している、あるいは自らの意見を押し付けている。 ❹児をじっと見つめたり、鋭い視線を向けたりして緊張感、恐怖感を与えている。または終始目を合わせず、下やよそを向いたり、キョロキョロしたりしている。 ❺児の発言内容と学生の表情が合致せず、不自然な印象である。または表情の変化がなく、児に対してどう感じているのか伝わっていない。
❶看護援助を行う前に、これから学生が行うことを説明しなかった、あるいは了承を得る努力をしなかったことが1回ある。 ❷児のプライバシーに配慮していなかったことが1回ある。	❶看護援助を行う前に、これから学生が行うことを説明しなかった、あるいは了承を得る努力をしなかったことが2回以上ある。 ❷児のプライバシーに配慮していなかったことが2回以上ある。
❶実施した看護援助が、立案した看護計画と一部異なっている。 ❷児の疾患や成長発達の段階をふまえて、看護援助実施の前中後を通し、児や家族の状況に応じ、以下の2つの原則を守ったうえで看護援助を実施しているが、安楽の確保が十分でないことがある。 □安全管理　□感染予防	❶実施した看護援助が、立案した看護計画と著しく異なっている。 ❷児の疾患や成長発達の段階をふまえて、看護援助実施の前中後を通し、児や家族の状況に応じ、看護援助を実施しているが、安全管理または感染予防が十分でないことがある。

資料Ⅳ-5-1　情報収集・アセスメント

記載日：令和　　年　　月　　日(　　)　実習グループ：　　G　　学生氏名：

健康問題	情報	アセスメント
Ⅰ．健康管理・健康認識		
Ⅱ．栄養・代謝		
Ⅲ．排泄		
Ⅳ．活動・運動		

資料Ⅳ-5-2　健康問題リスト

健康問題		健康問題	優先度の設定・変更日						解決日
設定日	番号#		/	/	/	/	/	/	

資料Ⅳ-5-3　統合アセスメント

記載日：令和　　年　　月　　日（　　）　実習グループ：　G　　学生氏名：

児と家族の全体像　※機能的健康パターンごとにグルーピングすること

患者の基本情報

■：現在起きている問題　■：今後のリスク　■：適切な人間の反応
⟶：原因　⟶：強み

5　小児看護学実習　85

6 母性看護学実習

目標を設定する

母性看護学実習では、以下の4点を設定する。

> **実習目標**
> ❶ 妊婦健診・保健指導を通して、妊娠期にある対象者に関する援助の実際を学び、対象者の身体的変化、心理・社会的特性について説明することができる
> ❷ 分娩期の経過をふまえ、産褥期の対象者とその家族への看護の必要性を理解し、対象者とその家族が健康を保持・増進するための看護計画を立案し、実践することができる
> ❸ **新生児がどのように子宮外生活に適応していくかを理解し、新生児への援助ができる**
> ❹ 実践した内容を振り返り、計画にもとづいた評価をすることができる

目標を具体化する

ここでは、実習目標❸を具体化し、ルーブリックとすることについて解説する。

> 🍀 **目標の要素ごとの分割（学習目標リスト）**
> Ⓐ 新生児がどのように子宮外生活に適応していくかをふまえた看護計画を立てることができる
> Ⓑ 看護計画に従い、新生児への援助ができる

まず、明確にしなければならないポイントとして、Ⓐの部分がある。具体的に何をふまえねばならないかを規定しておかなければ、評価はできない。

胎児期と新生児期では、循環動態・呼吸・代謝に大きな変化がある。母胎内では呼吸も循環も臍帯を通して行っていた胎児が、出産され新生児になると同時にすべて自分の力で行うようになるためである。新生児の循環動態・呼吸などすべての生命活動が正常に行われているか、生理的変化が正常経過をたどっているかを観察し、アセスメントできなければならない。よって、新生児がどのように子宮外生活に適応していくかを理解するとは、正常な「生命活動」「生理的変化」をアセスメントできる知識があり、異常を早期に発見できるということである。今回の実習では正常新生児を受け持つこととしているため、実習中に理解し、観察しなければならない事項については、教科書の記載を基準として考えればよい。

表Ⅳ-6-1　母性看護学実習スケジュール

	月	火	水	木	金
1週目	外来実習		学内日	病院実習	
	・妊婦健診・保健指導の見学		・妊婦との関わりについてグループ討議 ・分娩期にある人への援助方法の演習	・受け持ち紹介 ・情報収集・計画立案 ・分娩の見学	
2週目	病院実習		学内日	病院実習	
	・産褥期の看護 ・退院支援 ・新生児の情報収集		・新生児の身体計測、沐浴演習 ・記録の整理	・新生児のアセスメント、援助	

　Bについては、早期に異常を発見するための観察とアセスメントを適切に行うことができるか、呼吸・循環、保清、排泄、授乳、感染予防といったさまざまな援助が対象に負担をかけずに安全に行えるかを確認していくこととなる。

　ルーブリックは、基礎看護学演習(p.56〜59)のように1つひとつの看護技術について作成するのは現実的ではないため、立案した援助計画に従い、原理原則を守ったうえで、安全で安定した手技が実施できるかを評価する、援助全般に適応されるルーブリックを作成するとよいだろう。

実習例概要

　表Ⅳ-6-1に実習スケジュールを示す。母性看護学実習は、2週間を1クールとして、実習を行う。2週間のスケジュールとしては、病院実習(外来実習を含む)8日間、学内日を各週1日間設け、思考の整理や技術演習を行う。

　病院実習の進め方として、実習1週目には、妊婦健診・保健指導の見学、分娩の見学といった実習目標❶の学習に焦点を当て実習を行う。2週目は、1週目の学習をもとに、実習目標❷と❸の褥婦への看護や新生児の援助に重点を置く。なお、新生児の援助では、先述のように、正常分娩による正常新生児を受け持つ。

＊　＊　＊

　ルーブリックは表Ⅳ-6-2(p.88)に、実習記録は資料Ⅳ-6-1(p.89)に、それぞれ示す。

表Ⅳ-6-2 母性看護学実習ルーブリック

課題 新生児がどのように子宮外生活に適応していくかを理解し、新生児への援助ができる。

評価観点	評価対象	A よくできた	B まあまあできた	C 努力が必要
異常の早期発見	・実施場面 ・実習日誌への記録 ・情報収集シートへの追記	❶看護計画に沿って、新生児に対し以下の項目について適切な観察が適切な回数行えており、その観察は原理原則に従って手際よく、児の負担と安全性、感染に十分配慮されている。 □呼吸 □循環 □皮膚 □排泄 □体温 □体重 □啼泣 □活動性 □姿勢・筋緊張 □反射 □意識レベル □臍部 □頭囲、胸囲 □哺乳状況 □血糖値 □体の各部位(頭部、顔部、腹部、陰部、四肢)	❶看護計画に沿って、新生児に対し以下の項目について適切な観察が行えているが、回数が必要より多かったり少なかったりする。また、観察は原理原則に従って丁寧で、児の負担と安全性、感染に配慮されているが、手際が悪くもたつくことがある。 □呼吸 □循環 □皮膚 □排泄 □体温 □体重 □啼泣 □活動性 □姿勢・筋緊張 □反射 □意識レベル □臍部 □頭囲、胸囲 □哺乳状況 □血糖値 □体の各部位(頭部、顔部、腹部、陰部、四肢)	❶以下の観察項目で観察できていないものがある。あるいは、観察方法に何らかの不備がある(原理原則に従っているが、丁寧か、手際はよいか、児の負担が少なくできているか、安全性は十分保たれているか、感染に十分配慮されているか)。 □呼吸 □循環 □皮膚 □排泄 □体温 □体重 □啼泣 □活動性 □姿勢・筋緊張 □反射 □意識レベル □臍部 □頭囲、胸囲 □哺乳状況 □血糖値 □体の各部位(頭部、顔部、腹部、陰部、四肢)
子宮外生活適応支援	実施場面	❷看護計画に沿って、新生児に対する以下の援助が行われている。看護援助は原理原則に従って丁寧で、手際よく児の負担と安全性に十分配慮されている。 □保温 □清潔ケア □排泄ケア □臍部消毒 □環境調整 □母子関係支援	❷看護計画に沿って、新生児に対する以下の援助が行われており、看護援助は原理原則に従って丁寧で、児の負担と安全、感染に十分配慮されているが、手際が悪くもたつくことがある。 □保温 □清潔ケア □排泄ケア □臍部消毒 □環境調整 □母子関係支援	❷新生児に対する以下の援助に何らかの不備があるものがある。看護援助は原理原則に従っているが(原理原則に従っているが、丁寧か、手際はよいか、児の負担が少なくできているか、安全性は十分保たれているか、感染に十分配慮されているか)。 □保温 □清潔ケア □排泄ケア □臍部消毒 □環境調整 □母子関係支援
援助の評価	実習日誌の記録	❶児に合わせた援助ができていたか、児の反応をふまえ以下の項目の観点から論理的に評価し記載している。 □安全性 □正確性 □時間・効率性 □観察内容 □感染対策 □援助の手順	❶児に合わせた援助ができていたか、児の反応をふまえ以下の項目の観点から評価し記載しているが、やや論理性に欠けるものがある。 □安全性 □正確性 □時間・効率性 □観察内容 □感染対策 □援助の手順	❶児に合わせた援助ができていたか、以下の項目の観点から評価していないものがある。また、評価は児の反応をふまえておらず、論理性に欠ける。 □安全性 □正確性 □時間・効率性 □観察内容 □感染対策 □援助の手順

資料Ⅳ-6-1　母性看護学実習記録

本日の実習目標

時間	具体的行動予定と留意事項	実施した内容と対象者の具体的反応

実習目標の評価（目標ごとに評価する）

教員あるいは指導者への質問

　　　　　　　　　　　　　　　　　　　　　　令和　　　年　　　月　　　日（　　）

7 老年看護学実習

目標を設定する

老年看護学実習の例では、以下の6点を設定する。

> **実習目標**
> ❶ 高齢患者と円滑な人間関係を築き、看護に必要な情報を収集・記録できる
> ❷ 高齢患者の疾患と加齢変化に対応した健康問題を抽出できる
> ❸ **抽出した健康問題から高齢患者の加齢変化をふまえ、強みを活用した看護計画を立案できる**
> ❹ 立案した計画をもとに、高齢患者の状態に合わせた看護の実施・評価ができる
> ❺ 多様な高齢者ケア施設における多職種チームの必要性と多職種チーム内の看護者の役割を考察することができる
> ❻ **高齢患者との関わりにおいて、高齢患者の意思を尊重し、尊厳を守ることができる**

目標を具体化する

ここでは、実習目標を具体化し、ルーブリックとすることについて解説する。ここでは、実習目標❸と❻を具体例として挙げる。

* * *

❸では、看護計画が「加齢変化をふまえる」「強みを活用する」ものであることが求められている。そこで、まずは「高齢患者の加齢変化をふまえる」「強みを活用する」とは何かを具体的に定義する。

「高齢患者の加齢変化」において、そもそも加齢変化とは何であろうか。加齢変化とは、大きく分けて次の3つに分類できる。細分化していけば無数の項目となるため、ICF（国際生活機能分類）などを活用して考えていけばよい。

まず、精神心理機能の加齢変化（例：新しいことを覚えるのが苦手、言葉が出てこない、意欲の低下）である。次に、身体機能の加齢変化（例：聴力低下、視力低下、筋力低下、体温調節機能低下など）である。最後に、社会環境の加齢変化（例：社会的立場の変化、家庭内の役割変化など）である。

「加齢変化をふまえた看護計画」とは、加齢変化によって、プラン実施時に起こりうるリスクを考慮し、そのリスクを減らす対処方法が看護計画に加わっているものと規定できるだろう。

例えば、精神心理機能に関係する加齢変化では、もの忘れが生じたり理解力が低下したりすることで、医師や看護師の説明がわからず不安感が増強するリスクがある。また、身体機能に関係する加齢変化として、筋肉量減少により、ふらつきやすくなり、転倒のリスクが生じることや、表皮が菲薄化することなどで皮膚障害が発生しやすい状態になっていることがある。こうした加齢に伴う変化を、授業で使用している教科書や資料に沿ってアセスメントし、それらを考慮した看護計画を立案できていればよい。

　加齢変化をふまえた看護計画において考慮しなければならない重要項目として、【認知機能】【感覚機能】【精神心理機能】【運動機能】【生理機能】と【環境調整】などの枠をある程度規定して、それらをふまえているかを評価基準とすると、より老年看護学実習としての特徴が見えるルーブリックになるだろう。

　次に、❸「強みを活用する」ということについて考えていく。強みは、以下の５つに分類できると考える。

> 🍀「強み」を構成する要素
> 1 患者の希望(未来への明るい見通し)・願望(叶えたい願い)
> 2 患者の資質・性格・人生史(物事のとらえ方、大切にしている価値・信念)
> 3 患者の技能(得意なこと、職業経験)
> 4 患者の残存機能(認知・思考機能と身体・生理機能)
> 5 社会資源(保険制度、サポーティブな人間関係などインフォーマルなものも含める)

　「強みを活用する」とは、計画実施の助けとなる 1 ～ 5 であると規定する。

　例えば、人工骨頭置換術後であり、リハビリテーションの意欲が低下した高齢患者に対する看護を想定してみる。この高齢患者は、退院後に孫と散歩をしたいという願望を持ち、営業職として長年勤務し誰よりも歩いてきたという職業経験と人生史があり、歩行器で歩行することができるという残存機能と子や孫に慕われているという社会資源があるとする。そうした場合、孫から患者に対して希望を後押しするような意欲を高める働きかけをしてもらうことや、残存機能を活かして移動に車椅子はできる限り使用しないことなど計画のなかに入れ込むと、強みを活用した看護計画となるだろう。

　５つの項目すべてを活かした計画が最も望ましいが、最低でも 1 と 2 については含める必要があるなど、優先順位を決めておくとルーブリック作成において段階づけが容易になると考える。

　最後に、看護計画そのものを評価する視点を検討していく。看護計画の立案においては、まず看護目標を設定し、それらを達成するため必要なO・T・Eプランを作成していく流れとなる。評価の対象は、看護目標とO・T・Eプランであり、ここに高齢患者の加齢変化と強みの活用が加わればよい。

　では、看護目標、O・T・Eプランの学生に求める最高水準はどのようなものかを考えていこう。

> ❖ **看護目標の最高水準**
> **A** アセスメントから見出された看護上の問題の解決と患者の希望に向かうことが明らかにわかるものである（理解可能、行動的）
> **B** 患者を主語として表記されており、具体的かつ評価可能なものである（測定可能）
> **C** 目標は患者の残存機能を考慮し、評価日までに達成可能と考える高さのものである（現実的、達成可能）

　この **A B C** の条件の後ろにカッコ書きで書いた内容を見ると、勘の良い方ならこれがRUMBAの法則の項目であることに気づかれたのではないだろうか。ほかにも目標設定に役立つフレームワークはいくつかある。
　このようにすでにある理論を取り入れつつ評価基準を検討していくと、より良いものができる。ここに、各病院・教育施設の理念や、そこで使用している看護理論も入れ込んでいくとよい。例えば、ヘンダーソン看護理論を用いる場合、健康問題を解決する目標の方向性としては「自立して基本的欲求を満たすことができる」ことになるだろうし、オレム看護理論であれば、「セルフケアができる」ことになるだろう。

　Oプランの最高水準としては、目標が達成されたか評価できる観察項目が記載されていること、T・Eプランの実施時と効果評価時に観察する項目が具体的に記載されていること、アセスメントした疾患による影響と加齢変化によって起こりうるリスクに関連するものが記載されていることが必要である。
　例えば、糖尿病で右半身麻痺の状態にある高齢患者の場合、皮膚の損傷リスクが高い。よって、清拭における観察項目では、皮膚の状態を見る際に、次の事柄をふまえたものが必要となるだろう。

　まず、皮膚が薄くなるため、損傷のリスクが高いこと。次に、汗や皮脂の分泌の減少により乾燥しやすいこと。そして、バリア機能が低下していること。最後に、皺が増えることにより、皮膚が密着した部分には汚れがたまりやすいことである。

　よって、この例であれば皮膚状態の観察項目としては、外傷（熱傷、表皮剥離、掻破痕など）、感染、乾燥、汚染の有無と程度をあげる必要があるだろう。

　Tプランとしては、下記の内容が記載できていれば最高水準となる。

🍀 Tプランの最高水準
1. 計画内容は、目標を達成するための促進となるもので、実現可能な内容が記載されている
2. 計画内容は、目標を達成するうえで阻害要因となるすべてのものを解決する実現可能な内容が記載されている
3. 計画内容は、アセスメントで記載した強みまたは加齢変化をふまえている
4. 計画内容は、アセスメントで記載した疾患の特徴、患者の価値観・性格、生活スケジュールを考慮したものが記載されている
5. 計画内容は、誰もが理解でき実施できる具体的なものが5W1H（準備物品・実施手順を含む）で記載されている

ここで、1と2について説明する。目標を達成するためには、目標達成における阻害要因を促進要因が上回る必要がある。例えば、患者が服薬自己管理を行うことを目標とするとき、患者自身が何の薬を飲んでいるか知らないことや、自分には何もできないと思う自信のなさ、身体的な苦痛などは目標達成の阻害要因となるだろう。反対に、退院後自分の力で生きていきたいと願うことや、困ったことがあれば医療者に質問する態度、精神の安定性は、促進要因といえる。

3と4については、例えば、糖尿病かつ右半身麻痺の状態にある高齢患者への加齢変化をふまえたTプランとして、皮膚を傷つけないように押さえ拭きにする、同一部位が長時間圧迫される姿勢にならないようにする、声かけ時は加齢性難聴があるため低音で話しかけることなどがあげられる。これらに加え、患者の強み、価値観、生活スケジュールを考慮すると、患者がどの時間帯であれば清拭を受けたい気持ちになりやすいのか、患者の好む湯の温度を確認し、本当は清拭ではなく入浴をしたいという思いがあるならば、部分浴を同時に行うなどの方法の選択をすることが考えられる。

Eプランとしては、下記ができていれば、最高水準とした。

🍀 Eプランの最高水準
1. 計画内容は、目標を達成するための促進となるもので、実現可能な内容が記載されている
2. 計画内容は、目標を達成するうえで阻害要因となるすべてのものを解決する実現可能な内容が記載されている
3. 計画内容は、アセスメントで記載した強みまたは加齢変化をふまえている
4. 計画内容は、アセスメントで記載した疾患の特徴、患者の価値観・性格、生活スケジュールを考慮したものが記載されている
5. 計画内容は、具体的な発言内容、発言のタイミング、発言する状況が記載されている

5については、単に○○の必要性を説明するといった抽象的な内容ではなく、具体的な発言内容として記載させるようにしている。患者への具体的な声かけ内容を考えるためには、患者のことを理解していなければならない。学生が患者を理解したうえで教育をすることができるかを評価するために、このような形式にしている。

実習目標 ❻ は、この目標を要素ごとに細分化していくと、以下の2つになる。

🍀 目標の要素ごとの分割（学習目標リスト）
A 高齢患者の意思を尊重することができる
B 高齢患者の尊厳を守ることができる

この A と B を評価する場面は「高齢患者との関わり」、つまり、すべての援助場面であると考えることができる。

高齢患者の意思を尊重できる学生を想像すると、患者の話を受容的な態度でよく聴き、高齢患者の思いを引き出す問いかけをし、急かさず、援助する際には必ず患者の承諾を得ているだろう。反対に、高齢患者の意思を尊重していない学生は、高齢患者の思いを確認もせず先読みして言語化する、発言に対して批判や否定をする、患者の承諾を得ないで援助を行うことが考えられる。

患者の意思を尊重することは、患者の意思を引き出す・汲み取る・受容する・ふまえるという行動（発言・態度）があることによって成り立つのではないだろうか。

🍀「高齢患者の意思尊重」の最高水準
1 患者への関わりは、原則として患者の意思を確認し、許可を得てから行っている
2 患者が意思表示をしなかったり、「大丈夫です」などと遠慮したりしている様子があるときには、患者の意思を引き出す行動（声かけ・観察）を行っており、意思を汲み取ろうと、さまざまな方法（タイミングを変えるなど）を試行し努力している
3 患者の発言がない場合であっても、患者の表情・動作を細やかに観察し、患者の意思を推察し、患者に確認を取ったうえで関わりを行っている
4 学生が自分で考えたことだけでなく、指導者・教員から受けたアドバイスを聞き入れ、実践している

高齢患者との関わりにおいては、認知症や脳血管疾患の後遺症（失語症、構音障害など）といった疾患や聴覚機能の低下などの加齢変化の影響によって、患者自身の意思をうまく表現できない場合がある。よって、患者の意思がわかりづらい場合においても、あきらめずに努力する姿勢があることが、患者の意思を尊重するという目標達成に不可欠であると考える。

次は、B でいう「高齢患者の尊厳を守る」とはどういうことかを具体化していく。

尊厳という言葉は多様な意味をもつが、ここでは、誰もがもっている人間としての誇り、としたい。一般的に高齢患者は学生よりも年上であり、人生の先輩である。しかし疾患や加齢変化により、これまでできていたことができなくなり、援助を必要とする場面が多くなる。ややもすれば看護師が敬語を使わない、名字ではなく「〇〇ちゃん」と子ども扱いするといった場面や、何もできない存在として扱う場面に居合わせた方もいるかもしれない。

これらをふまえたうえで、「高齢患者の尊厳を守る」ことにおいては、患者を1人の誇りある大切な人間として接し、さらにそれを守る行動をするということになる。具体的には、常に礼儀正しく、対象者への声かけには敬語を使用し、安全・安楽な援助ができることはもちろん、患者のプライバ

表Ⅳ-7-1　老年看護学実習スケジュール

	月	火	水	木	金
1週目	実習目標①・⑥			実習目標①・②・⑥	学内日
	病院・病棟オリエンテーション	病院実習			
	・受け持ち患者決定 ・受け持ち患者との関わり	・受け持ち患者との関わり			
2週目	実習目標③・⑥	実習目標④・⑥			学内日
	病院実習				
	・受け持ち患者の看護過程の展開 ・看護実践				
3週目	実習目標④・⑥	実習目標⑤		実習目標⑤・⑥	学内日
	病院実習	高齢者ケア施設での看護実践			
	・受け持ち患者の看護過程の展開 ・看護実践	・高齢者ケア施設オリエンテーション ・多職種連携の実際の見学	・多職種連携の実際の見学		・実習のまとめ

シー・羞恥心に配慮することだと考える。これらの関わりによって、患者を1人の誇りある大切な人間として接することができると考える。

　この目標については、実習中における何らかの援助場面（コミュニケーションも含む）において、ルーブリックを用いてチェックすることになるだろう。

実習例概要

　表Ⅳ-7-1に実習スケジュールを示す。1週目と2週目には、病院で実習を行い、3週目は高齢者ケア施設で実習する。実習目標の❶〜❹の学習として、病院で高齢患者に対して看護過程を展開し、看護実践とその評価法を学ぶ。実習目標❺に関わる学習として、高齢者ケア施設で職員とともに利用者へ看護実践を行うことを通して、多職種チームについての学びを深める。
　実習目標❻は病院と高齢者ケア施設いずれにおいても評価する。

＊　＊　＊

ルーブリックは表Ⅳ-7-2、3（p.96〜99）に、実習記録用紙は資料Ⅳ-7-1（p.100）に、それぞれ示す。

表Ⅳ-7-2　老年看護学実習ルーブリック（1）

課題 抽出した健康問題から、高齢患者の加齢変化をふまえ、強みを活用した看護計画を立案できる。

評価観点	評価対象	しっかりできている
・看護目標	記録用紙	❶アセスメントから見出された看護上の問題の解決と患者の希望に向かうことが明らかにわかるものである。 ❷患者を主語として表記されており、具体的かつ評価可能なものである。 ❸目標は患者の残存機能を考慮し、評価日までに達成可能と考える高さのものである。
・看護計画 ・Oプラン	記録用紙	❶目標の達成を評価するために必要な項目が記載されている。 ❷T・Eプランの実施時に観察する項目がすべて具体的に記載されている ❸T・Eプランの評価時に必要となる項目がすべて具体的に記載されている ❹疾患および加齢変化によって起こりうるリスクをアセスメントするために必要な項目が記載されている。 □認知機能　□感覚機能　□精神心理機能　□運動機能　□生理機能
・看護計画 ・Tプラン・ Eプラン	記録用紙	❶計画内容は、目標を達成するための促進となるもので実現可能な内容が記載されている。 ❷計画内容は、目標を達成するうえで阻害要因となるすべてのものを解決する実現可能な内容が記載されている。 ❸計画内容は、アセスメントで記載した強みまたは加齢変化をふまえている。 ❹計画内容は、アセスメントで記載した疾患の特徴、患者の価値観・性格、生活スケジュール、残存機能を考慮したものが記載されている。 ❺計画内容は、誰もが理解でき、実施できる具体的なものが5W1H（準備物品・実施手順を含む）で記載されている。 ❻計画内容には加齢変化を考慮した環境整備に関するプランが存在している。 ❼Eプランには、具体的な発言内容、発言のタイミング、発言する状況が記載されている。

あと一歩	再学習	備考
❶アセスメントから見出された看護上の問題の解決と患者の希望に向かうことがややわかりづらい。 ❷患者を主語として表記しているが、具体性にやや欠ける。 ❸目標は評価日までに達成可能と考える高さだが、患者の残存機能の考慮が十分でない。	❶アセスメントから見出された看護上の問題の解決と患者の希望にまったく向かっていない。 ❷患者を主語として表記されていないか、具体的でなく評価不可能である。 ❸目標は患者の残存機能をまったく考慮していない高さであるか、評価日までに達成不可能な高さである。	具体的かつ評価可能：誰が評価しても、その評価は妥当で信頼できるもの（理解する、学ぶなどではない） 例：患者が洗面所に行くときに、「病棟の廊下で○メートル、かかとから着地して歩行できる」など
❶目標の達成を評価するために必要な項目が記載されているが、目標との関連がややわかりづらい。 ❷T・Eプランの実施時に観察する項目がすべて記載されているが、具体性にやや欠ける。 ❸T・Eプランの評価時に必要となる項目がすべて記載されているが、具体性にやや欠ける。 ❹疾患および加齢変化によって起こりうるリスクをアセスメントするために必要な項目が記載されているが、以下の項目のうち1つでも内容に不足がある。 □認知機能　　□感覚機能 □精神心理機能　　□運動機能 □生理機能	❶目標の達成を評価するために必要な項目が記載されていない。あるいは目標との関連がまったくわからない。 ❷T・Eプランの実施時に観察する項目が記載されていない、あるいはまったく具体的でない。 ❸T・Eプランの評価時に必要となる項目が記載されていない。あるいはまったく具体的でない。 ❹疾患および加齢変化によって起こりうるリスクをアセスメントするために必要な項目が記載されているが、以下の項目のうち2つ以上で内容に不足がある。 □認知機能　　□感覚機能 □精神心理機能　　□運動機能 □生理機能	加齢変化のリスク： ・精神心理機能の加齢変化（例：新しいことを覚えるのが苦手なため、説明を覚えていられずに不安感が増すリスクが生じる） ・身体機能の加齢変化（例：筋力低下によってふらつきやすく、転倒のリスクが生じる）
❶計画内容は、実現可能だが、目標を達成するための促進となるものか関連がわかりづらい。 ❷計画内容は、実現可能だが、目標を達成するうえで阻害要因となるものを解決するものかわかりづらい。 ❸計画内容は、強みまたは加齢変化をふまえているが、アセスメントとの関連がわかりづらい。 ❹計画内容は、疾患の特徴、患者の価値観・性格、生活スケジュール、残存機能を考慮したものが記載されているが、アセスメントとの関連がわかりづらい。 ❺計画内容は、5W1H（準備物品・実施手順を含む）で記載されているが、具体性にやや欠ける。 ❻Tプランには加齢変化を考慮した環境整備に関するプランが存在しているが、その内容はやや妥当でないと思われるものがある。 ❼Eプランには、具体的な発言内容が記載されているが、発言のタイミング、発言する状況などの記載にやや欠ける。	❶計画内容は、目標を達成するための促進となるものではなく、実現不可能なものが記載されている。 ❷計画内容はすべての阻害要因を解決するものではなく、実現不可能な内容が記載されている。 ❸計画内容は、アセスメントで記載した強みまたは加齢変化をまったくふまえていない。 ❹計画内容は、アセスメントで記載した疾患の特徴、患者の価値観・性格、生活スケジュール、残存機能をまったく考慮していない。 ❺計画内容は、具体性がまったくなく、5W1H（準備物品・実施手順を含む）で記載されていない。 ❻Tプランには加齢変化を考慮した環境整備に関するプランが存在していない。 ❼Eプランには、発言内容、発言のタイミング、発言する状況が記載されていない。あるいはまったく具体的でない。	

表Ⅳ-7-3　老年看護学実習ルーブリック（2）

課題 高齢患者との関わりにおいて、高齢患者の意思を尊重し、尊厳を守ることができる。

評価観点	評価対象	しっかりできている
意思を尊重する姿勢・態度	援助場面	❶患者の発言がない場合であっても、患者の表情・動作を細やかに観察し、患者の意思を推察し、患者に確認を取ったうえで関わりを行っている。 ❷患者が意思表示をしなかったり、「大丈夫です」などと遠慮したりしている様子があるときには、患者の意思を引き出す行動（声かけ・観察）を行っており、意思を汲み取ろうと、さまざまな方法（タイミング変えるなど）を試行し努力している。 ❸学生が自分だけで考えたことだけでなく、指導者・教員から受けたアドバイスを聞き入れ、実践している。
倫理的配慮	援助場面	❶患者への関わりは、原則として患者の意思を確認し、許可を得てから行っている。
尊厳を守る態度	援助場面	❶常に礼儀正しく、敬語を使っている。
尊厳を守る行動	援助場面	❶すべての援助は常に丁寧で、安全・安楽なものである。 ❷常に患者のプライバシーを守り、羞恥心を感じさせないための細やかな配慮をしている。 ❸患者の今ある能力を考慮し、患者にできることは患者にしてもらうようにしている。

あと一歩	再学習	備考
❶患者の発言がない場合であっても、患者に確認を取ったうえで関わりをしているが、患者の表情・動作の観察内容、患者の意思の推察内容の妥当性にやや欠ける。 ❷患者が意思表示をしなかったり、「大丈夫です」などと遠慮したりしている様子があるときには、患者の意思を引き出す行動(声かけ・観察)を行っているが、さまざまな方法を試行してはいない。 ❸学生は指導者・教員から受けたアドバイスを実践しているが、自分でまず考えることにやや欠けている。	❶患者の発言がない場合、患者に確認を取らず、許可を得ずに関わっている。あるいは下記の項目において明らかに不足がある。 □**表情・動作の観察内容が妥当である** □**観察をもとにした意思の推察内容が妥当である** ❷患者が意思表示をしなかったり、「大丈夫です」などと遠慮したりしている様子があるときには、患者の意思を引き出す行動(声かけ・観察)をまったく行っておらず、意思を汲み取ろうと試行していない。 ❸学生が自分だけで考えたことだけを実践しており、指導者・教員から受けたアドバイスを聞き入れず、実践もしていない。あるいは、自分で考える前にアドバイスを求めている。	
❶患者への関わりは、原則として患者の意思を確認し、許可を得てから行っているが、時折声かけのみで許可を得る前に関わっていることがある。	❶患者への関わりは、患者の意思を確認し、許可を得るべき場面でまったく確認していない、あるいは許可を得ていないことが多い(患者の意思表示がない場合であっても、意思の確認をまったくしていないものが含まれる)	
❶礼儀正しく、敬語を使っているが、時折礼儀正しさにやや欠けたり、敬語を使えないことがある。	❶常に失礼な態度であり、礼儀正しさに著しく欠ける。あるいは敬語をまったく使っていない。	礼儀正しさ：挨拶ができる、礼を述べて謝罪することができる、腕組みなど尊大に見える態度をとらない。対象者の名前には常に「さん」を付けて呼称する。
❶すべての援助は安全に行われているが、丁寧さにやや欠ける、安楽に実施できないことがある。 ❷患者のプライバシーを守り、羞恥心を感じさせないための配慮をしているが、時折配慮に欠けることがある。 ❸患者の今ある能力を考慮し、患者にできることは患者にしてもらうようにしているが、時折患者ができることでも、学生が先にやってしまうことがある。	❶すべての動作が雑で、患者の安全をまったく守れていない。 ❷患者のプライバシーを守り、羞恥心を感じさせないための配慮がまったくない。 ❸患者の今ある能力を考慮しておらず、患者ができることでも学生が先に手を出していることが多々見られる。	安全：危険がない 安楽：安全を前提としたうえで、さらに心地よさがある プライバシーを守り、羞恥心に配慮する：カーテンを閉める、肌の露出は最低限にする、排泄の話は大きい声で話さないなど

資料Ⅳ-7-1　老年看護学実習記録

看護問題

看護目標

Oプラン　※強みにアンダーラインを引く

Tプラン　※強みにアンダーラインを引く

Eプラン　※強みにアンダーラインを引く

8 精神看護学実習

目標を設定する

精神看護学実習の例では、以下の5点を実習目標として設定する。実際にどのような目標にするのかは、教育理念や領域の方針を勘案して考えることとなる。

> **実習目標**
> ❶ 入院している対象者の精神状態、身体状態、社会的状態、セルフケア状態をアセスメントし、看護問題を抽出できる
> ❷ 対象者の健康的な側面を考慮し、セルフケア自立に向けた看護計画を立案することができる
> ❸ 計画にもとづき対象者の人権を尊重した看護を実践することができる
> ❹ 対人関係における相互作用を想起し、対象者と自己の感情や考えに気づき、自己の振り返りを通して信頼関係構築に向けた態度を養うことができる
> ❺ 地域で暮らす精神障害者のリカバリーを知り、必要な支援を考察できる

目標を具体化する

ここでは、実習目標 ❹ と ❺ について実習目標を具体化し、ルーブリックとすることについて解説する。

＊　＊　＊

実習目標 ❹ を評価するためには、目標を具体化する必要がある。この目標では、自己理解が先であるのか、他者理解が先であるのかという疑問が湧いてくるが、ここでは「患者が在りて、看護師が在る」という観点からこのように記載した。この点については多様な考え方があると思う。各教育機関の教育理念や領域の方針を勘案していただければよいと考える。❹ を分解すると、以下の2つの要素になる。

> ❀ **目標の要素ごとの分割（学習目標リスト）**
> Ⓐ 対人関係における相互作用を想起し、対象者と自己の感情や考えに気づくことができる
> Ⓑ 自己の振り返りを通して信頼関係構築に向けた態度を養うことができる

Aは、対象者と学生との援助場面の振り返りであり、振り返りの技法としては、プロセスレコード（再構成法）が広く知られている。その意義としては、以下の2点が主にあげられる。

> 🍀 **プロセスレコードの意義**
> ・患者との対話場面を記述し分析や考察を行うことで、患者理解に根ざした対応の実践能力を養うこと
> ・意識的に対話することで、自己を主観的・客観的に観察して、自己を分析する能力を培い、自己一致を実践できるようにすること

よって、「対人関係における相互作用を想起し、対象者と自己の感情や考えに気づく」ためには、プロセスレコードの記述において、以下の項目が記載できていればよいと考える。

> 🍀 **プロセスレコードに必要な記載**
> ・対人関係における相互のやり取りについて、振り返りができるように、対象者と学生の言語的なコミュニケーションと非言語的なコミュニケーションを詳細に記載している
> ・対象者の言動に対してどのような思いや感情が湧き起こっているかを記載している
> ・学生の言動や反応から対象者は何を思い考えているかを推測して記載している

次に、Bについて考えてみる。この要素では、信頼関係構築に向けた「態度」を養うことを求めており、これは情意目標となる。情意領域の育成は、タキソノミー（p.11）に示されているように、まずさまざまな考えを受容し「気づく」ことが土台となる。よって、「信頼関係構築に向けた態度を養う」ためには、対象者は何を考え求めているのか、学生の言動は信頼構築にあたってどのような意味をもつのかという視点からプロセスレコードを分析し、信頼関係の構築に向けた態度に気づくことができればよい。そして、情意領域の次の段階としては「反応」である。そのため、信頼関係構築に向けて、どのような対応をすれば信頼関係が築けるのかを考察することで、疑似的に「反応する」ことになると考える。

＊　＊　＊

実習目標❺において注目すべきは、「地域で暮らす精神障害者のリカバリーを知る」の部分である。特に「リカバリーを知る」とはどういうことを意味しているのかを定義し、その具体的な行動を検討していく必要がある。

リカバリーは、臨床的リカバリー（病気自体の改善）とパーソナル・リカバリー（希望する人生の到達をめざすプロセス）より構成される[1]。ここでは主に「パーソナル・リカバリー」に焦点を当て、以下、これを「リカバリー」とする。

このリカバリーを構成する要素としては、「他者との関わり」「将来への希望」「アイデンティティの確立」「人生の意味・生活の意義」「エンパワメント」があげられる[2]。エンパワメントとは、人びとに夢や希望を与え、勇気づけ、人が本来もっているすばらしい、生きる力を湧き出させることである。つまり、リカバリーとは、その人が他者と関わり、将来への希望をもち、アイデンティティを確立し、人生の意味・生活の意義を見出し、エンパワメントできている（その人の力を発揮し、生きる

表Ⅳ-8-1 精神看護学実習スケジュール

	月	火	水	木	金
1週目	病棟オリエンテーション ・受け持ち患者の紹介・同意 ・受け持ち患者との関わり、情報収集	病院実習 ・受け持ち患者との関わり、情報収集	病院実習 ・受け持ち患者との関わり、コミュニケーション実践	病院実習 ・受け持ち患者への看護実践	学内まとめ ・プロセスレコードの指導
2週目	病院実習 ・受け持ち患者への看護実践	病院実習 ・受け持ち患者への看護実践・評価	社会復帰施設 ・精神障害者との関わり	社会復帰施設 ・精神障害者との関わり	学内まとめ ・学びの共有発表会

力が湧き出ている)ことと定義できる。

　よって、「リカバリーを知る」とは、**将来への希望はあるのか、対象者がどのような他者とどれくらい関わっているのか、自分とはどういう人間であると思っているのか、対象者にとっての人生の意味をどのように考えているのか、人生において自らの力を発揮できていると思うか**について、対象者から聴くことができればよいと考える。そのうえで、必要な支援を考察することになるが、リカバリーとは、これらの構成要素をもつことではなく、当事者自身が決めた希望する人生の到達をめざすプロセスであるといわれている。そのため、リカバリーの支援とは、当事者の将来への希望に向かってともに歩む支援であり、当事者個人の価値観を重視する支援、当事者のニーズを充足するにあたり当事者中心の援助を展開する支援、そして、当事者が主導するものでなければならない。

　よって、学生が考察した支援を評価すると視点としては、【その支援は対象者の希望に沿っているか】【その支援は対象者の価値観が考慮されているか】【その支援は患者が中心になって行うものとなっているか】【支援は具体的で実施可能なものであるか】について記載されていることが必要であると考えられる。さらに、レポート課題であることを考えると、【論理的である】などの項目も基準として入っていてもよいだろう。

実習例概要

　表Ⅳ-8-1に実習スケジュールを示す。
　実習1週目には、実習目標❸の学習として、プロセスレコードを用いて対象者との関わりを通じた自己理解、そして、実習目標❶の学習として受け持ち患者を通した個別ケアの情報収集と援助の一部を実施する。2週目は、実習目標❷の学習を深め、全体を通して実習目標❹に関わる学習として、実習目標を深めていくことに主眼を置いている。

＊　＊　＊

ルーブリックは**表Ⅳ-8-2、3**(p.106〜109)に、再構成法(プロセスレコード)は**資料Ⅳ-8-1**(p.105)に、それぞれ示す。

文献

1) Slade M, Amering M, Oades L : Recovery : an international perspective. Epidemiol Psichiatr Soc 17 (2) : 128-137, 2008.
2) Leamy M, Bird V, Le Boutillier C, et al : Conceptual framework for personal recovery in mental health : systematic review and narrative synthesis. Br J Psychiatry 199 (6) : 445-452, 2011.

Column 発達障害とルーブリック

　筆者(北川)は、発達障害のある看護学生の支援についての研究も行っている。発達障害のある学生のルーブリック使用についても、簡単に述べておこう。「発達障害」とは、自閉症、アスペルガー症候群その他の広汎性発達障害、学習障害、注意欠陥多動性障害、その他これに類する脳機能の障害であってその症状が通常低年齢において発現するものと、発達障害者支援法で定義されている。この定義からわかるように、発達障害とは複数の障害をまとめた大きな概念である。さらに、低年齢において発現する脳機能障害とあるように、育て方や養育者の愛情不足が原因ではなく、遺伝要因が強く関わっている障害である。発達障害に関する研究は近年活発に行われているが、現在においても、その原因ははっきりしていない。また、「障害」と呼ばれるように、完治する病気ではなく、日常生活に困難を抱え続けるものである*。

　発達障害のある学生数は年々増加しており、看護学生にも一定数存在している。発達障害のある学生は、学習が困難になることが多く、退学になってしまう学生も少なくない。この発達障害のなかでも、自閉スペクトラム症の学生とルーブリックは相性が良いと筆者は感じている。自閉スペクトラム症は、社会性、コミュニケーション、イマジネーション(想像力)の3領域に質的な違いが存在する障害であると特徴づけられる。社会性の質的な違いとは、他者に興味や関心を抱かなかったり、相手の感情や思いに配慮する共感能力が欠如していたりと、対人関係を築くうえで困難が生じるというものである。コミュニケーションの質的な違いとは、曖昧な表現や比喩、冗談などが理解できなかったり、視線を合わせることや身振りなどが欠如または減少していたりなど、コミュニケーション機能に変調があるということである。イマジネーションの質的な違いとは、物事を同じ手順どおりにしなければ気が済まないことや反復的に同じ動作をしなければ不安になるなどの特徴のことである。自閉スペクトラム症は障害特性として、曖昧な表現がわからないため、「普通」や「適切」といった抽象的な語に対して、定義を求めてくることも少なくない。そのため、評価基準が具体的に記載されているルーブリックは、自閉スペクトラム症の学生にとって、何を行えばよいかがわかりやすいため、好意的に受け入れられることが多い。ただ、これはルーブリックが詳細で具体的な場合であり、評価基準に「概ね」などの語を多用している場合はかえってその学生にわからなくなってしまうこともあるため、注意が必要である。

*北川明(編)：発達障害のある看護職・看護学生支援の基本と実践，メジカルビュー社，2020.

資料Ⅳ-8-1　精神看護学再構成法（プロセスレコード）

場面の状況

私が見たこと・私が聞いたこと	私が感じたこと・考えたこと	私が言ったこと・行ったこと

分析

他者の意見・指導者からの助言

　　　月　　　日（受け持ち　　　日目）　　　　　　　　　　　　　　氏名＿＿＿＿＿＿＿＿＿＿

8 精神看護学実習

表Ⅳ-8-2 精神看護学実習ルーブリック（1）

課題 対人関係における相互作用を想起し、対象者と自己の感情や考えに気づき、自己の振り返りを通して信頼関係構築に向けた態度を養うことができる

評価観点	評価対象	評価尺度（よくできた）
場面の振り返り	記録用紙	❶対人関係における相互のやり取りについて、対象者と学生の言語的なコミュニケーションと非言語的なコミュニケーションとして、以下のものが詳細に記載されている。 □発言内容　□表情　□声の大きさ　□話すスピード □身振り手振りなどの動作　□視線 ❷対象者の言動に対して、とっさに浮かんだ考えやイメージと合わせて、どのような感情や身体感覚が湧き起こっているかを記載している。
対象者への気づき	記録用紙	❶学生の言動や反応を受けて、対象者の言葉と表情、動作などから以下の項目を分析し記載しており、その分析は妥当だと考えられる。 □何を思い考えているか　□どのような感情が湧き起こっているか □何を願っているか
信頼関係構築に向けた行動	記録用紙	❶対象者とのコミュニケーションを振り返り、以下の項目について対象とのやり取りをふまえて記述している。 (1)患者の反応から、患者はどのような援助を必要としているかについて、どのような気づきを得たか。 (2)患者の反応について見たり聞いたりしたことにもとづいて、どのような働きかけを意識的に行ったのか。 (3)お互いの間には、どのような"ずれ"があったか。 (4)自分の対人関係の特徴、看護の特徴についてどのような気づきを得たか。 ❷信頼関係構築のためにはどのような言動を取ればよかったかを❶の(1)の内容をふまえて、論理的に記載している。

評価尺度（できた）	評価尺度（がんばりましょう）	備考
❶対人関係における相互のやり取りについて、対象者と学生の非言語的なコミュニケーションのうち、以下の1つの項目が記載されていない。 □表情　□声の大きさ　□話すスピード □身振り手振りなどの動作　□視線 ❷対象者の言動に対して、とっさに浮かんだ考えやイメージは記載しているが、感情や身体感覚で記載していないものがある。	❶対人関係における相互のやり取りについて、対象者と学生の非言語的なコミュニケーションのうち、以下の2つ以上の項目が記載されていない。または発言内容が詳細ではない。 □表情　□声の大きさ　□話すスピード □身振り手振りなどの動作　□視線 ❷対象者の言動に対しての反応を記載していないものがある。または感情や身体感覚をまったく記載していない。	身体感覚：冷や汗が出る、吐き気がする、顔が火照る、おなかが痛い、など、身体で感じるもの。
❶学生の言動や反応を受けて、対象者の言葉と表情、動作などから以下の項目を分析し記載しているが、根拠に欠けたり飛躍していると思われるものが1つある。 □何を思い考えているか □どのような感情が湧き起こっているか □何を願っているか	❶学生の言動や反応を受けて、対象者の言葉と表情、動作などから以下の項目を分析し記載しているが、根拠に欠けたり飛躍していると思われるものが2つ以上ある。 □何を思い考えているか □どのような感情が湧き起こっているか □何を願っているか	
❶対象者とのコミュニケーションを振り返り、以下の項目について記述しているが、対象とのやり取りがふまえられていないものがある。 (1)患者の反応から、患者はどのような援助を必要としているかについて、どのような気づきを得たか。 (2)患者の反応について見たり聞いたりしたことにもとづいて、どのような働きかけを意識的に行ったのか。 (3)お互いの間には、どのような"ずれ"があったか。 (4)自分の対人関係の特徴、看護の特徴についてどのような気づきを得たか。 ❷信頼関係構築のためにはどのような言動を取ればよかったかを❶の(1)の内容をふまえて記載しているが、やや論理性に欠ける。	❶以下の項目について記述していないものがある。または、以下の項目の記述に、対象とのやり取りがまったくふまえられていない。 (1)患者の反応から、患者はどのような援助を必要としているかについて、どのような気づきを得たか。 (2)患者の反応について見たり聞いたりしたことにもとづいて、どのような働きかけを意識的に行ったのか。 (3)お互いの間には、どのような"ずれ"があったか。 (4)自分の対人関係の特徴、看護の特徴についてどのような気づきを得たか。 ❷信頼関係構築のためにはどのような言動を取ればよかったかを記載しているが、❶の(1)の内容をふまえていないか、まったく論理的ではない。	

表Ⅳ-8-3　精神看護学実習ルーブリック（2）

課題　地域で暮らす精神障害者のリカバリーを知り、必要な支援を考察できる

評価観点	評価対象	評価尺度（よくできた）
リカバリーの聴取	レポート	❶将来の希望を含む以下の事柄のうち、3つ以上対象者と話し合い、対象者が語った内容を詳細に記載している。 □将来への希望はあるのか（必須） □現在どのような他者とどれくらい関わっているのか □自分とはどういう人間であると思っているのか □人生の意味をどのように考えているのか □人生において自らの力を発揮できていると思うか
援助	記録用紙	❷❶の語りをもとに、どのような支援があればよいかを考察しており、支援内容は、語りから論理的に必要と考えられるもので、以下の項目をすべて満たすものである。 □対象者の希望に沿っているか □対象者の価値観が考慮されているか □対象者が中心になって行うものとなっているか □支援は具体的で実施可能なものであるか

評価尺度（できた）	評価尺度（がんばりましょう）
❶将来の希望を除いて2つ内容が記載されていない。 □将来への希望はあるのか（必須） □現在どのような他者とどれくらい関わっているのか □自分とはどういう人間であると思っているのか □人生の意味をどのように考えているのか □人生において自らの力を発揮できていると思うか	❶将来の希望が記載されていないか、希望を除いて3つ以上記載されていない。 □将来への希望はあるのか（必須） □現在どのような他者とどれくらい関わっているのか □自分とはどういう人間であると思っているのか □人生の意味をどのように考えているのか □人生において自らの力を発揮できていると思うか
❷❶の語りをもとに、どのような支援があればよいかを考察しており、支援内容は語りから論理的に必要と考えられる対象者の希望に沿ったもので、以下の項目のうち1つ満たしていないものである。 □対象者の価値観が考慮されているか □対象者が中心になって行うものとなっているか □支援は具体的で実施可能なものであるか	❷❶の語りをもとに、どのような支援があればよいかを考察しているが、支援内容は語りから論理的に必要と考えられるものではない。または、希望に沿ったものではないか、希望に沿っていても以下の項目のうち2つ以上満たしていないものである。 □対象者の価値観が考慮されているか □対象者が中心になって行うものとなっているか □支援は具体的で実施可能なものであるか

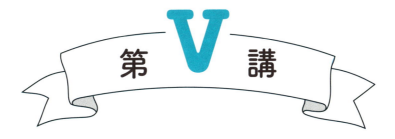

実例で学ぶ

― 汎用型 ―

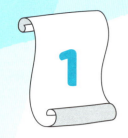

レポート課題（臨地実習）

目標を設定する

　レポート課題は、さまざまな能力を育成するのに役立つものである。その目標は、レポートという学習形態で何を学ばせたいのかによって大きく変わる。
　レポート課題によって期待される学習効果は、以下のとおりである。

> **レポート課題によって期待される学習効果**
> ❶ 主題に対する調べ学習により、知識が増加する
> ❷ 経験を振り返ることで、主題に対しての理解が促進する
> ❸ 自らの考えを端的にまとめる能力が育成される
> ❹ わかりやすい文章を書く文章表現力が育成される
> ❺ 根拠にもとづき自らの考えに説得力をもたせる論理的思考力が育成される

　「見直しとブラッシュアップ」の節（p.51）でも述べたように、ルーブリックを作成するうえで、学生の何の能力を育成し、何を評価したいと考えているかが重要になる。
　ここでは臨地実習での体験を通して、対象者の基本的人権や社会的障壁、倫理的ジレンマについて考えを深めるために、以下の課題を課したとして考えてみる。
　目標としては、上記の❷と❺に関わる能力の育成となるだろう。

> **❀ レポート課題の例**
> Ⓐ 精神看護学の臨地実習の中で自らが経験したことを通して、あなたの考える精神障害者の人権擁護策について論理的に述べなさい

目標を具体化する

　レポート課題では、課題を通して何を学んでもらいたいのか、レポートのねらいは何なのかを考えることが重要となる。
　このレポート課題では、単に精神障害者の人権擁護策について調べるだけではなく、「自らが経験したことを通して」と条件をつけている。これは、体験した臨地実習のなかで、精神障害者への人権侵害があったかということに意識を向けさせようとしている。多くのことに気づいてもらいたいのであれば、最低でもこれくらいは、と思われる件数を評価基準に入れると、学生はいったい何が該当するのかより深く考えることになるだろう。また、「論理的に述べなさい」としているのは、意識

を向けた人権侵害に対して学生自身の考えを根拠にもとづいて述べることで、人権を守ることの意義を理解してもらいたいと考えているからである。

よって、このレポートのねらいは、学生の実習体験のなかで精神障害者の現在置かれている状況が人権侵害に当たることに気づくこと、その状況を当たり前と思わずに、人権を擁護する方法を考えることで、精神障害者の人権に対しての理解を促進させ、人権意識を高めようとしているのである。

ここまで、レポート課題のねらいが明確になれば、評価基準の作成は容易になる。

> ❖ **レポート課題の評価基準の最高水準**
> Ⓐ 精神看護学の臨地実習の中で自らが経験した「精神障害者の人権侵害」と考えられることをできるだけ多く述べている
> Ⓑ Ⓐで述べた人権侵害がなぜ起きているのか、医学知識や歴史的背景をふまえて自分の考えを論理的に述べている
> Ⓒ Ⓑの内容をふまえて、どうすれば人権侵害を防ぐことができるのか、具体策を根拠と合わせて論理的に述べている

この3つの条件に合わせて、レポートの論旨の一貫性や読みやすさ、論拠としての文献の引用の適切さなどをルーブリックに加えるとよい。

* * *

ルーブリックは、(p.114、115)に示す。

Column 臨地実習におけるレポート課題

臨地実習において、学生に自らの学びを振り返るレポート課題が課されることは珍しくない。実習を振り返って学んだことをまとめたり、実習における自己の課題を考察したりするようなテーマが多いだろう。経験したことを振り返ることは、自らの経験を意味づけし、学びを獲得・深めていくうえで重要なものである。ただ、こうしたレポートの「採点」について考えたとき、どのような評価基準にすればよいかは非常に悩むものである。例えば、「実習の経験を振り返り、学びを書く」というレポートであれば、実習の経験のなかでたくさんの気づきを得て学んだことを、そのままたくさん書き出せばよいのだろうか。それとも、気づきの量は少なくともある場面の経験の意味を深く考え、その経験から導かれる普遍的な知を見出せばよいのだろうか。何をどこまで書けば満点となり、どういった内容であれば不合格となるのかを具体的に記述するのは難しい。課したレポート課題によって何ができるようになってほしいかを教員が詳細にイメージしなければ、レポート課題のわかりやすいルーブリックを作成することは困難なのである。

表Ⅴ-1-1 レポート課題のルーブリック 評価表

評価観点	評価対象	評価尺度（よくできた）
体験の記述	レポート	❶臨地実習のなかで自らが経験した「精神障害者の人権侵害」と考えられることを3つ以上述べ、そのことがなぜ人権侵害に当たるのか、根拠とともに説明している。
理由の考察	レポート	❷❶で述べた人権侵害がなぜ起きているのか、医学知識や歴史的背景をふまえて自分の考えを論理的に述べている。
対策の考察	レポート	❸❷の内容をふまえて、どうすれば人権侵害を防ぐことができるのか、具体策を根拠と合わせて論理的に述べている。
体裁	レポート	❶以下の項目が守られたレポートを記載している。 □論旨の一貫性　□主語・述語が明確で読みやすい文章　□誤字・脱字がない □指示されたレポートの体裁を守っている ❷自らの論理を補強するために、引用文献を2本以上利用している。

評価尺度（できた）	評価尺度（がんばりましょう）
❶臨地実習のなかで自らが経験した「精神障害者の人権侵害」と考えられることを3つ以上述べているが、なぜ人権侵害に当たるのかという説明の根拠が希薄である。	❶臨地実習のなかで自らが経験した「精神障害者の人権侵害」と考えられることを3つ以上述べられていないか、そのことがなぜ人権侵害に当たるのかについての説明がない。
❷❶で述べた人権侵害がなぜ起きているのか、自分の考えを述べているが、医学知識や歴史的背景がふまえられておらず、論理性に欠ける。	❷❶で述べた人権侵害がなぜ起きているのかについて述べていないものがあるか、述べていてもまったく論理的ではない。
❸❷の内容をふまえて、どうすれば人権侵害を防ぐことができるのか述べているが、根拠が希薄で論理性に欠ける部分があるか、具体性に欠ける部分がある。	❸❷の内容をふまえて、どうすれば人権侵害を防ぐことができるのか述べられていないか、根拠がなく論理的ではない。またはまったく具体的ではない。
❶以下の項目のうち、1項目守られていない。 □論旨の一貫性　□主語・述語が明確で読みやすい文章 □誤字・脱字がない □指示されたレポートの体裁を守っている ❷引用文献を2本以上利用しているが、文献の内容が合致していないか、文献の内容に信頼性がなく、自らの論理の補強に役立っていないものが1本ある。	❶以下の項目のうち、2項目以上守られていない。 □論旨の一貫性　□主語・述語が明確で読みやすい文章 □誤字・脱字がない □指示されたレポートの体裁を守っている ❷引用文献を2本以上利用していないか、引用していても文献の内容が合致していないか、文献の内容に信頼性がなく、自らの論理の補強にまったく役立っていない。

2 コミュニケーション

目標を設定する

コミュニケーションのルーブリックの例では、以下を実習目標に設定する。

> **実習目標**
> ❶ 対象者を尊重したコミュニケーションをとることができる

ここでは、臨地実習における一般的な例としての目標をあげる。領域ごとの対象者における特徴をその目標に追加することで、領域独自のコミュニケーションチェックを行うことができるだろう。

目標を具体化する

ここでは、実習目標を具体化し、ルーブリックとすることについて解説する。

目標の達成状況を評価するためには、まず目標を具体化する必要がある。最初に、目標で使われている言葉はどのようなことを意味しているのかを定義し、その具体的な行動を検討していく。

まず、「対象者を尊重する」とはどのようなことかを明らかにしたうえで、「対象者を尊重したコミュニケーション」について定義していくことにする。

「対象者を尊重する」とは、対象者の意思や感情、考えや価値観を重要なものとして扱うことである。すなわち、対象者を尊重するコミュニケーションにおいては、対象者の意思を無理だと決めつけたり軽視したりせず、対象者の感情を害さないよう丁寧な態度や言葉遣いをし、対象者の考えや価値観を否定せず受容的に受け止める態度と、言語的コミュニケーションが必要だろう。

これらを整理し、学生に求める最高水準を列挙してみる。

> 🍀 **対象者を尊重したコミュニケーションの最高水準**
> 1 対象者の発言がどのようなものであっても、まずは受け止め、否定や批判をせず、その心情を理解しようとして聴いている
> 2 対象者の何かをしたいという意思表示に対しては、その意思を応援したり、どのようにすればその意思を叶えられるかという傾聴の姿勢で話したりする
> 3 常に敬語を使い、礼儀正しく、柔和で温かい表情・口調で話す
> 4 話をする際には対象者の状態に合わせて、視線の高さ、話すスピード、声の大きさ、話す場所（プライバシー）を考慮している
> 5 話をする際には対象者がわかりやすい言葉を使い、対象者の理解を確認しつつ話している

3 については、「礼儀正しさ、柔和で温かい表情・口調」を評価するポイントがわかりづらいため、評価のポイントをルーブリックの備考などで示すとよい。礼儀正しいとは、「挨拶ができる」「礼を言うことができる」「謝罪することができる」「腕組みなど尊大に見える態度をとらない」「対象者を子ども扱いや下に見ることなく、名前には常に『さん』をつけて呼称する」などが該当するであろう。また、柔和で温かい表情・口調とは、笑顔や微笑を基本とし、声を荒らげず落ち着いており、命令口調や断定口調を避けることと考えられる。

5 の「対象者にわかりやすい言葉」についても評価のポイントがわかりづらいため、少なくとも略語、医療用語などの専門用語は使用せずに話すこととする。

しかし、たとえ「礼儀正しく受容的」であっても、受動的で学生からの発語がほとんどない場合や沈黙を怖がり患者に話す暇を与えないほど学生が話し続ける場合もある。このような場合、コミュニケーションがとれているとは言い難い。そのため、コミュニケーションをとるということは、何を意味するかなどについても考える必要があるだろう。

コミュニケーションとは、一方通行の情報伝達ではなく、相互の情報交換行為である。その情報は、事実であったり、考えであったり、感情であったりするだろう。よって、コミュニケーションを評価するということには、コミュニケーションの目的を達成するために、情報の相互交換が行われているかどうかも見ていく必要があると考える。したがって、下記の項目をルーブリックに追加するとよい。

> ・コミュニケーションの目的を果たすために、対象者と学生との間で意見、考え、感情の交換が行われている。

このコミュニケーションの評価は、実習期間中に行い、形成的に評価を行う。

＊＊＊

ルーブリックは、表Ⅴ-2-1（p.118、119）に示す。

表V-2-1 コミュニケーションのルーブリック 評価表

目標 対象者を尊重したコミュニケーションをとることができる。

評価観点	評価対象	しっかりできている	あと一歩
話す態度	パフォーマンス	❶対象者の何かをしたいという意思表示に対して、肯定的に受け止めた発言がある。 ❷話をする際には、対象者がわかりやすい言葉を使い、対象者の理解を確認しつつ話している。	❶対象者の何かをしたいという意思表示をまず受け止めてはいるが、肯定的ではない。 ❷話をする際に、対象者がわかりやすい言葉を使い、理解を確認しつつ話しているが、時折対象者がわかりにくい言葉を使うことや対象者の理解を確認しないことがある。
聴く態度	パフォーマンス	❶対象者の発言がどのようなものであっても、まずは受け止め、否定や批判をせず、その心情を理解しようと聴いている。	❶対象者の発言がどのようなものであっても、まずは受け止め、否定や批判をせずに聴いているが、相手の心情を確認するような発言がない。
姿勢	パフォーマンス	❶常に敬語を使い、礼儀正しく、柔和で温かい表情・口調で話す。 ❷話す場所（プライバシー）について対象者に確認してから話し始めており、話をする際には対象者の状態に合わせて、視線の高さ、話すスピード、声の大きさを常に調整している。	❶基本的に敬語を使い、礼儀正しく、柔和で温かい表情・口調で話しているが、時折正しく敬語が使えていなかったり、なれなれしかったりする。 ❷話す場所（プライバシー）について対象者に確認してから話し始めているが、以下の項目のうち1つ対象者に合わせて話していないことがある。 □視線の高さ □話すスピード □声の大きさ
コミュニケーション内容	パフォーマンス	❶コミュニケーションの目的を明確にもち、目的を果たすために、対象者と学生との間で意見、考え、感情の交換が行われている。	❶対象者と学生との間で意見、考え、感情の交換が行われているが、コミュニケーションの目的がはっきりしておらず、話の内容にまとまりがない。

再学習	備考
❶対象者の何かをしたいという意思表示に気づいておらず、対応できていない。あるいは軽視するなどして対象者の意思を叶えようという姿勢がまったくない。 ❷略語、医療用語などの専門用語を使っている。あるいは対象者の理解をまったく確認していない。	肯定的な発言：「いいですね」「応援しています」「どうしたら叶えられるか考えましょう」といった承認、応援、推進の声かけ わかりやすい言葉：少なくとも略語、医療用語などの専門用語でないもの。
❶対象者の発言を否定や批判をしている。あるいは対象者の心情を一方的に決めつけていることがある。	対象者の心情を理解しようと聴く姿勢： □対象者の心情を問いかける質問がある。 □対象者の心情を一方的に決めつけていない。
❶敬語を使っていない、または態度が冷たく見えたり、不遜な様子がある。口調は命令口調であったり断定的であることがある。 ❷話をする際に、話す場所（プライバシー）について対象者に確認していないか、以下の項目のうち2つ以上対象者に合わせて話していないことがある。 □視線の高さ □話すスピード □声の大きさ	柔和で温かい表情・口調：笑顔や微笑を基本とし、声を荒げず落ち着いており、命令口調や断定口調を避けている。 礼儀正しい：挨拶ができる、礼を述べたり謝罪したりすることができる、腕組みなど尊大に見える態度をとらない、対象者の名前には常に「さん」を付けて呼称する。
❶対象者と学生との間で意見、考え、感情の交換がほとんど行われていない。	

3 患者理解

目標を設定する

　患者理解のルーブリックの例では、ゴードンの機能的健康パターンを用い、患者理解を行った際の成果物を評価するためのルーブリックについて、作成方法を解説する。学習者はすでにゴードンの機能的健康パターンについて学習済みという前提で進めるため、その詳細については述べない。

> **実習目標**
> ❶ **患者を理解する**（ゴードンの機能的健康パターンにもとづく）

　枠組みについては上記以外のものを使用しても問題はないが、今回は広く使われているということで、ゴードンの枠組みを例として解説している。

　本課題の達成度を測るルーブリックの作成においては、まず「患者を理解する」とはどういうことかを考えねばならない。患者を理解することは、看護行為のなかでも中核をなす、欠かせない要素である。患者理解とは、端的に表すならば、「患者の背景や特徴、求めていることを知ったうえで必要かつ適切な援助を見定めること」であると考えられる。患者の背景や特徴をふまえていなければ、行われる看護が有効なものにはならないからである。

　例えば、終末期にあって、「食事の機会も残り少ないから、好きなものを好きなだけ食べたい」と感じている患者に対し、その思いを知ろうとせずに栄養バランスの重要性を説いたところで、それは患者に寄り添った、ニードを満たす温かみのある援助となるかというと、そうではないだろう。普段、手づかみ食べをしている入院してきたばかりの子どもに、できるようにならないといけないからといっていきなり大人と同じ器具を用いて食事をすることを促しても、子どもは困惑し、不安を増強させるかもしれない。いくら手を尽くしたところで、患者の置かれている状況や思い、今まで生きてきた患者の歴史を知ろうとしない限り、患者の求めに合致せず、的外れな、自己満足な看護になってしまう。しかしながら、患者の欲求を満たすことばかりを追求し、健康を逸脱してしまうのでは本末転倒である。患者の思いと客観的に見て必要な援助のバランスを見極め、折り合いをつけながら適切な援助を考えていく。このプロセスが「患者を理解する」ということであろう。

　それでは、何ができていれば「患者理解をした＝患者の背景や特徴、求めていることを知ったうえで必要かつ適切な援助を見定めた」といえるのか。すなわち、患者理解という言葉に含まれる要素は何かを検討する必要がある。

目標を具体化する

　ここでは、さまざまな場面で活用できる「患者理解における汎用ルーブリック」を作成するにあたり、患者理解という言葉に含まれると思われる普遍的要素を、以下の2点として考えることとする。

> ♣「患者理解」に含まれる普遍的要素
>
> **A** 疾患・障害と治療の状況、患者のこれまでの人生における経験やそれにもとづく信念・思想、患者の主観的な困りごと、趣味・嗜好などの、その患者の背景と特徴となる情報を知ること
>
> **B** 知った情報から、現在ある顕在的問題や潜在的問題を同定し、今後のリスク予測をふまえた患者の看護問題を見出すこと

　次に、各要素について、それはどのようなことを意味しているのかを定義し、その具体的な行動を検討していく。

　Aについては、看護過程における「情報収集」に当たる内容と考える。ゴードンの機能的健康パターンの枠組みに沿って、患者理解のために必要な情報を過不足なく記載できていればよい。枠組みに沿うことと、過不足なく収集することが重要となる。情報がどのパターンに入るのか、どのような情報が必要なのか、情報をどのように収集するかについては、実習以前の授業において教えておく必要があるだろう。そして、アセスメントをする際の根拠として使用することができるよう、情報は客観的な情報と主観的な情報に分けて記載しておく必要がある。

　Bについては、看護過程における「アセスメント」および「看護診断（問題の明確化）」に当たる内容である。アセスメントにおける最高水準は以下のとおりだと考える。

> ♣アセスメントにおける最高水準
>
> **1** 対象者の主観的・客観的情報を根拠とし、現状の判断、原因の特定、今後の予測について分析している
>
> **2** 現状の判断においては、その対象者の個別性をふまえ、正常か異常かを判断している
>
> **3** 分析内容は、医学的知識やエビデンスをふまえ、論理的で妥当と考えられるものである

　これらが行われていれば、適切にアセスメントが行えているとみなしてもよいと考える。例示のルーブリックにおいては「アセスメント」を評価観点とし、1つの評価基準のなかに上記の視点を示している。

　その後、各パターンでアセスメントした内容を統合し、看護問題を抽出していくこととなる。統合の方法はいくつかあるが、ある異常またはリスクの原因がほかの異常やリスクの原因と重なっている場合は、その原因に介入することで、多くの問題を解決できる。または、現在起きている異常が、ほかの異常の原因となっている場合は、現在起きている異常を解決することで、ほかの異常も連鎖的に解決できる。このようにして、現在起きている問題、これから起こる可能性が高いリスク

を看護問題として抽出していく。看護診断には、ヘルスプロモーション型看護診断やウェルネス型看護診断といった分類もあるため、各学校で使用している枠組みを使用するとよい。

　実際の様式において看護問題を記載する際には、問題をただ列挙しただけでは必要な援助が判断しにくいため、関連因子や危険因子を明記することを求めたい。記載する際には「○○に関連した△△」などさまざまな表現があるが、この記載方法も実習以前の授業において教えておく必要があろう。
　上記をふまえ、看護問題の明確化における最高水準は以下のとおりであると考える。

> ❁ **看護問題の明確化における最高水準**
> 1 分析結果から、看護問題を網羅的に抽出し、危険度（マズローの欲求階層など）を考慮して優先順位をつけて記載している
> 2 看護問題には、原因あるいは要因を関連因子として具体的に併記している

　網羅的というのは、さまざまな顕在的・潜在的問題を見逃さないということである。各パターンでアセスメントした問題が、それぞれ解決できるように、いずれかの看護問題でフォローできていればよい。

＊　＊　＊

　ルーブリックは、**表Ⅴ-3-1**(p.123)に示す。課題様式は、**資料Ⅴ-3-1、2**(p.124)に示す。

表V-3-1 患者理解のルーブリック 評価表

課題 ゴードンの機能的健康パターンを用いて患者を理解する

評価観点	評価対象	評価尺度1 よくできた（90％以上）	評価尺度2 まあまあできた（60％以上）	評価尺度3 努力が必要（60％未満）
情報収集	記録用紙 (1)情報収集	① 情報収集の枠組みに沿って観察やカルテ、コミュニケーションなどから患者理解に必要な情報を過不足なく取得し記載している。 □疾患・障害と治療の状況　□身体的状況　□精神的状況　□社会的状況　□患者の主観的な困りごと　□人生における経験やそれにもとづく信念・思想　□得意なこと・趣味・嗜好 ② 主観的情報(S)と客観的情報(O)に、正しく分類し記載している。	① 基本的に情報収集の枠組みに沿ってカルテ、コミュニケーションなど必要な情報を取得し記載しているが、以下の項目のうち内容が不足しているものが1つあるか、枠組みに沿っての情報収集に不足があるものが1つある。 □疾患・障害と治療の状況　□身体的状況　□精神的状況　□社会的状況　□患者の主観的な困りごと　□人生における経験やそれにもとづく信念・思想　□得意なこと・趣味・嗜好 ② 主観的情報(S)と客観的情報(O)に、正しく分類して記載しているが、客観的情報(O)にアセスメントが混ざっていることがある。	① 情報収集の枠組みに沿って観察やカルテ、コミュニケーションなどから患者理解しようとしているが、以下の項目のうち内容が不足しているものが2つ以上あるか、枠組みに沿っての情報収集に不足があるものが2つ以上ある。 □疾患・障害と治療の状況　□身体的状況　□精神的状況　□社会的状況　□患者の主観的な困りごと　□人生における経験やそれにもとづく信念・思想　□得意なこと・趣味・嗜好 ② 主観的情報(S)と客観的情報(O)について、正しく分類できていないものがある。
アセスメント	記録用紙 (2)アセスメント	① 各パターンにおいて、情報を根拠として下記の項目について医学的知識やエビデンスをふまえ、論理的に分析している。 □現状の判断　□原因の特定　□今後の予測 ② すべてのパターンで、現状の判断において医学的知識だけでなく患者の個別性をふまえ、正常か異常かを判断し記載している。	① 各パターンにおいて、情報を根拠として下記の項目について医学的知識やエビデンスをふまえ分析しているが、論理性に欠けるものが1～2個ある。 □現状の判断　□原因の特定　□今後の予測 ② 各パターンで、医学的知識だけで正常か異常かを判断しており、個別性を考慮した考察になっていない。	① 各パターンの項目として下記の項目について分析しているが、論理的でないものが3個以上あるか、以下の項目を分析していないものがある。 □現状の判断　□原因の特定　□今後の予測 ② 各パターンで、現状の判断について正常か異常かの判断を記載していないものがあるか、その判断が明らかに誤っているものがある。
看護問題	記録用紙 (3)看護問題	① 分析結果から、看護問題を網羅的に抽出し、危険度を考慮したうえで優先順位をつけて記載している。 ② 看護問題はアセスメント結果をふまえ関連因子または危険因子をすべてふまえ具体的に記載している。	① 分析結果から、看護問題を抽出し、危険度を考慮したうえで記載しているが、優先順位の低い問題を抽出していない。 ② 看護問題はアセスメント結果をふまえ関連因子または危険因子をすべて記載しているが、具体性に欠けた関連因子となっている。	① 看護問題を抽出しているが、分析結果と整合性がなかったり、重要なものが不足している。また、優先順位のつけかたが危険度を考慮したものではない。 ② 看護問題は関連因子または危険因子をふまえていなかったり、アセスメントの結果をふまえておらず、妥当ではないものが記載されている。

資料Ⅴ-3-1　看護問題リスト

設定日	番号#	看護問題	解決日

資料Ⅴ-3-2　情報収集、アセスメントシート

パターン	(1)情報		(2)アセスメント
健康知覚-健康管理パターン	S情報	O情報	情報の分析
栄養-代謝パターン	S情報	O情報	情報の分析
排泄パターン	S情報	O情報	情報の分析

4 主体的な学びの態度

目標を設定する

主体的な学びの態度のルーブリックの例では、看護学生の臨地実習においての主体的な学びの態度を評価するためのルーブリックを考えて、設定してみる。

> **実習目標**
> ❶ 臨地実習において主体的に学ぶことができる

目標を具体化する

目標でいう「主体的に学ぶ」は、情意領域に関わる目標であるので、ポファムの方法 (p.34) を用いて考えていく。

主体的に学ぶ学生と主体的に学ばない学生の行動特性を比較して考えていく。主体性とは、自らの意思や判断にもとづいて、自ら進んで行動することをいう。主体的に学ぶ学生は、実習に行く病院や病棟を事前に調べるなどの事前学習を漏れなく行っているであろうし、疑問に思ったことを指導者や教員に質問することも多いだろう。患者の病態や治療についても、言われなくても調べてくるだろう。

反対に主体的に学ばない学生は、指示されない限り事前学習は行ってこないかもしれない。質問についても、教員から「何か質問はないですか？」と尋ねられて、初めて質問するかもしれない。

このようにして、主体的に学ぶ学生の重要と考える行動特性をリストアップしたものが、以下の5項目となる。以下の5項目が、主体的な学びにおける最高水準となる。

> **「主体的」を評価するための最高水準**
> A 看護学生として、事前課題や実習記録課題について、複数の資料から詳細に調べ、抜けなく記載している
> B 対象者のもとに自ら訪室し、関心を示す行動を取っている
> C 対象者への観察・援助において、事前事後に自ら指導を求める姿勢を取っている
> D 実習中の疑問については、まずは自分で調べ、それでも不明なことを教員や指導者に質問している
> E カンファレンスにおいては、他の学生と意見を交換し合い、学びを深めようとする姿勢がある

Aは、実習に行く病院や病棟の診療科、看護の特色などについて、事前課題に従い調べ、さらに必要であると考えられる項目を追加して調べる姿勢があるか。事前学習などの課題を行うにあたって、インターネットで得られる情報を写すだけでなく、さまざまな教科書や参考書を調べているかなど、事前学習や実習記録にどのように取り組んでいるかを示す。

Bは、対象者のもとに必要時に継続的に訪室できるか、患者の情報を自ら取りに行けるか、さまざまな患者の行動や状態に疑問をもって探求していくことができるかということである。

Cは、実施予定の援助について、教員や指導者に確認を取ったり、観察や援助実施後に自己の援助について、振り返りや指導を求めたりすることができるかということである。すなわち、報告・連絡・相談を自ら行うことができるかを意味している。

Dについては、何でも指導者に訊くのではなく、自ら調べるという部分が、学修を自分のものとしてとらえている証拠である。

Eは、自分以外の学生が体験したことや学んだことを共有し、実習での学びを何倍にもして多くを学びたいという姿勢の表れを意味している。

このリストは、「主体的な」を評価するための1例であり、実際の実習内容に合わせて変更するとよい。

このように、主体的とは何を意味するのかをはっきりと規定しておくことで、学生も実習中にどのような行動を取ればよいかがわかりやすい。

＊　＊　＊

ルーブリックは、**表V-4-1**(p.127)に示す。

表 V-4-1 主体的な学びの態度のルーブリック 評価表

評価観点	評価対象	評価尺度（よくできた）	評価尺度（できた）	評価尺度（がんばりましょう）
自己学習	事前課題	❶事前課題について学習するだけでなく、さらに必要であると考えられる項目を追加して調べている。	❶事前課題や教員に指示された学習は過不足なく行っている。	❶事前課題や教員に指示された学習の内容に不足がある。
自己学習	学習ノート	❷授業資料だけでなく複数の資料を詳細に調べ、自分なりにわかりやすい内容にまとめ直して記載できている。	❷資料は教科書と授業資料を見るだけで、ほかに調べておらず、内容は資料の写しが多い。	❷資料はインターネットを見ているだけで、内容もインターネットのほぼ丸写しである。
姿勢	実践行動	❶ケア時だけでなく、対象者との信頼関係の構築やカルテ情報の確認のためにも自ら対象者のもとに継続的に訪室している。	❶ケア時には自ら訪室しているが、それ以外はカルテを見ている時間が長い。	❶ケア時も指導者や教員から促されて訪室しており、あまり訪室したがらない。
姿勢		❷対象者の状態・状況だけでなく、実習中に見聞きする事柄にさまざまな疑問を抱き、それらを明らかにするような行動を取っている。	❷対象者の状態・状況に対する疑問を明らかにするように自ら調べているが、それ以外のことに関しては気にしていないか、調べていない。	❷対象者の状態に対しても、あまり疑問を抱かず、指示されるまで自ら調べることはしない。
報連相	実習態度	❶援助の実施前に自ら教員や指導者に確認を取ったり、実施後に自己の援助について振り返りや指導を求めたりしている。	❶援助の実施前には自ら教員や指導者に確認を取っているが、実施後の振り返りは1人で行っていて指導を求めることはない。	❶援助の実施前であっても、指導者や教員に声をかけられるまで確認を取りに来ない。実施後も振り返りを行っていない。
報連相		❷自ら調べても不明であった疑問について、自ら指導者や教員に質問をしたり、助言を求める姿勢が常にみられる。	❷教員や指導者から声をかけられたときに質問をしたり指導者に助言を得たりしている。	❷教員や指導者から声をかけられても、いつも「大丈夫です」などと答え、何も質問や助言を求めるようなことがない。
意見交換	カンファレンス	❶話し合いの場において、テーマに対する自分の見解を発表し、他の参加者の意見も尊重しつつ、建設的な意見交換を行っている。	❶話し合いの場において、テーマに対する自分の見解や感想を発表しているが、他者の意見に対する反応はたまにしかない。	❶話し合いの場において、テーマに対する自分の見解をほとんど発言しない。

第 VI 講

発展を意識する

ルーブリックの もたらす効果

　看護の領域においては、知識の獲得のみならず実践能力の育成をめざした教育がなされてきた。そのため、すべての看護師養成学校において、講義だけでなく演習や実習といった授業が行われている。このような技術や態度といった精神運動領域や情意領域にもまたがった学習をめざす授業においては、実技テストや実習行動の観察、ポートフォリオなど、さまざまな形での評価が必要とされる。

　こうした実習行動やポートフォリオに対し、最初から最後まで一定の基準で等質な評価を行うことや、複数の教員で一貫性のある評価を行うことは非常に難しい。レポートの採点をしているときに、最初の学生の採点が厳しすぎると思って、後から基準を変えたことがある教員は多いのではないだろうか。

　こういった評価のばらつきを回避するためには、誰が見てもわかる明確な評価基準が必要である。教員が何を教えたか、その結果、学生がどのような知識を獲得したかは、客観テストにより容易に評価ができる。しかし、学生に何ができるようになったか、どのような能力を獲得したかを評価するのは、客観テストだけでは不十分である。客観テストには教員の主観が入り込む余地はないが、実習における行動観察といった複雑な状況でのパフォーマンス課題の評価においては、評価者に分析的な視点を必要とするため、価値観に影響されやすい。

　ルーブリックは、このような価値観による影響をできるかぎり排除し、学生の能力を正しく評価することができるようにするだけでなく、評価活動を通して教育の質向上と学生自身の主体的学びを促進するものである。

　第Ⅵ講では、筆者が考えるルーブリックのもたらす効果について、改めて整理して述べる。

短時間で評価ができる

　ルーブリックは、課題に観点という分析的な視点を与え、かつレベルに該当する客観的評価基準を与えるものである。例えば、レポートを採点するとき、何かしらの基準を設けなければ、「わかりやすい」「課題の主旨に沿っている」などを感覚的に評価していくことになる。この「わかりやすい」のなかには、論理的な記述やレポートの体裁、日本語としての正しさなど、さまざまな要素が含まれていると考えられる。これらの要素すべてを頭のなかでまとめて評価点をつけるため、論理的だけど誤字・脱字が多い、レポートの体裁は守っていないがよく書けているなど、さまざまな条件ごとに何点をつけるか悩まなければならなくなる。しかし、ルーブリックにより、採点する視点が個別化され、さらに絶対的な基準が存在するのであれば、評価の点数づけに悩む必要がなくなるのである。

　レポートの例でいえば、「判読性」という観点で誤字・脱字が5か所あればマイナス5点、「論理

性」という観点で目的から結論まで論旨が一貫していればプラス10点というように、見るべきところが限定され、その点数の基準が明確であれば、頭のなかですべて計算するよりも評価が短時間になるのは誰もが納得するであろう。

教育活動に評価はつきものであり、それを行わないということはありえない。その評価が短時間で終わることは、日常業務の忙しい教員の仕事にとっては非常に大きなメリットである。

フィードバックをすぐに的確に行える

前述のように、ルーブリックを使うことで、評価を短時間で行うことができる。そのため、学生に対してのフィードバックまでの時間も短縮することができる。ルーブリックは、評価基準が明確化されており、どうなれば最高のレベルであるかが一目瞭然である。よって、学生に対しフィードバックを行うときに、ルーブリックを用い「ここのところが到達できていないので、こうなるようにがんばろう」と伝えることで、学生は自らの至らない部分がわかると同時に、どういう方向にがんばっていけばよいかが明確になる。

このようにルーブリックを用いることで、フィードバックをすぐに的確に行えるようになるのである。

教員の振り返りが容易になる

ルーブリックによって学生の評価を行ったとき、どの観点がどこまで到達することができたかが明確になる。学生について何がどこまでできるようになったかを確認することは、その後の教育方法に大きく関わるものであると同時に、今まで行ってきた自身の教育を振り返るものでもある。

教員が学生に課題を出す理由として、学びをもっと深めてもらいたいという意図もあれば、学生の現在の到達度を知りたいという意図もあるだろう。いずれにせよ、課題は何らかの教育後に出されることが多く、課題の出来は学生の努力だけでなく、それまでの教育が影響しているものである。学生の評価が極端に悪い項目があれば、そこには課題そのものか、教育かルーブリックのいずれかに問題があるはずである。分析的に評価するルーブリックだからこそ、教員は学生の評価が悪かった部分を詳細に知ることができ、その理由を探求していくことが容易になる。

学生が課題に対して前向きに取り組むようになる

どのような学生も、具体的にどうすれば良い評価になるかわかっているのに、それを無視してあえて悪い評価となるように行動することはないだろう。ルーブリックは、課題に対する最高水準が明示されているものであり、学生はその最高水準を見ながら課題を行う。

実際に、看護計画の立案という課題を出したとき、ルーブリックを配布して課した場合と、配布せずに出した場合では、記載されている計画の量が大きく変わり、ルーブリックを配布したときのほうが、その計画は充実したものとなっていた。

もちろん、すべてがルーブリックの効果であると言い切ることはできないが、少なくとも学生はルーブリックがあったほうが、課題は行いやすいというのは間違いないであろう。

複数教員で教育に関する考え方を共通化できる

　ルーブリックは、到達目標を具体的行動として示しているため、学生だけでなく、教員もめざす方向が明確になる。

　看護学では、複数の教員で同じ領域実習を受け持つことがあり、教員によって指導方法だけでなく、指導内容も違うということも起こりえる。例えば、プロセスレコードの指導を例にあげるならば、自己洞察に力を入れ、学生自らの思考のパターンを探ることに重点をおく教員もいれば、患者の言動の理由を考察し、その場面でのより良いコミュニケーションを考えさせる教員もいるかもしれない。同じ教育目標に向かって教育していても、教員経験や価値観の違い、教育目標の解釈の違いにより、指導内容に差異が生まれる可能性は決してゼロではない。ルーブリックがあれば、目標が具体的かつ明確な行動として表現されているため、形成的評価やフィードバックを教員間で統一して行うことができるようになる。

　また、ルーブリックを作成する際に複数の教員でつくることで、課題に対する理解が深まり、教育目標を共通のイメージでとらえることができるようになる。

学生の思考訓練になる

　ルーブリックは課題に対する分析的な視点と、最高水準の評価の基準を与えるものである。そこには、教員がこの課題において学んでもらいたいこと、すなわち看護学の学習において重要なことが記述されている。例えば、看護計画の立案という課題のルーブリックを考えたとき、よい看護計画とはどのような特徴があるかを教員はルーブリックに明記していかなければならない。学生は、ルーブリックを参照することで、看護計画立案にはどのような要素があり、どのようなことに留意しなければならないのかが一目でわかる。

　このように、課題がどのような要素から構成されているかといった分析的視点を与えることは、学生に複雑な事象に対する問題解決のための思考方法を教えることにつながると筆者は考える。教員のなかには、ルーブリックにおいて何を書くべきか、どのようにすべきかを提示することで、かえって学生の思考力を奪うことではないのかという意見もある。しかし、ルーブリックは決して答えを教えているものではない。看護計画であれば、観察項目には看護目標の達成を判定できる項目が必要だが、その中身は自分で考えなさいと学生に投げかけている。思考力を奪っているとはいえないだろう。そのうえで、ルーブリックに記載されている観点や評価基準がなぜ良いとされるのかを学生に考えさせていけば、大事なものを考える思考訓練になるのではないだろうか。

教員が学生に成績の説明がしやすくなる

　学生にとって、成績は非常に大きな学習のモチベーションとなっている。良い成績を取りたい、単位を落としたくないなど、さまざまな思いがあるものの、それは学生にとって最大の関心事の1つである。

　看護系大学においては、成績上位者しか助産師や保健師資格取得コースを選択できないところもある。成績は学生にとって、その後の人生設計にも関わる非常に重要なものといえるだろう。その

ため、学生やその家族は成績に納得がいかないときは、教員に説明を求めてくることが多い。その際に、説得力ある説明のツールとしてルーブリックは活用できる。ルーブリックは明確な評価基準が記述されているため、成績評価に対する公平性と客観性が高く、主観が入り込む余地が少ないからである。

　ただし、最初にルーブリックを配布するときに、その点数の付け方についてはっきりと明示しておかなくてはならない。後から、「実はこの要素の配点は高いのだ」と言われても、教員の恣意的に点数を操作されていると思われてしまえば、説得力がなくなるからである。

複数教員または長期的な点数をつけるときに評価が一貫しやすくなる

　くり返し述べてきているが、ルーブリックは評価基準を明確にするものである。具体的な評価基準が明記されることで、教員の主観が入る余地が少なくなる。そのため、複数の教員であっても、長期にわたる採点であっても、評価がブレずに一貫したものとなる。

　そのためには、ルーブリックの評価基準の表記には、「十分」「妥当」といった個人によってとらえ方が異なるような用語はなるべく避ける必要がある。

ルーブリックそのものの課題

　本講では、ルーブリックの長所・メリットについて述べているが、ルーブリックの課題についても触れておきたい。それは、やはりそれを作成することの難しさがある。評価基準の段階づけにおいて「2個以上」などと具体的に数値を書けば信頼性は高まるが、その数値はそもそも妥当であるのか判断することが難しい。また、信頼性を高めることに注力すると、評価基準の表記を詳細にしなければならず、作成することも、学生に提示して運用することも難しくなってしまう。ほかにも、詳細に行動を規定しすぎてしまうと、学生の学習を標準化してしまい、創造性や個性を広げることが難しくなるということもある。そして、ルーブリックは到達度評価であるため、努力や成長そのものを評価することが難しい。最終的に何ができるようになったかを評価する場合、最初のレベルから大きく成長したとしても、基準に届かなければ評価は低くなる。医療職の性質から考えて、筆者（北川）は到達度評価でよいと考えているが、努力や成長が評価されないと学生の学習に対するモチベーションが下がってしまうことも考えられる。そのため、さまざまな課題のルーブリックに、どれくらいその課題に主体的に取り組み、努力を重ねているかについても評価する項目を入れることを検討してもよいだろう。

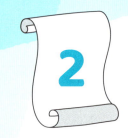

2 学びの過程をつかむ ICE モデル

　ICEモデルとは、学びの過程をアセスメントするためのツールである[1]。ヤングらによって開発された学習評価の枠組みで、IはIdeas（アイデア）、CはConnections（つながり）、EはExtensions（応用）を意味しており、学習がどのように深まっていくかを示している。この3つの段階をルーブリックの評価基準と考えることで、ICEルーブリックとも呼ばれる。順番に解説しよう。

Ideas アイデア

　学びの最初の段階であり、知識や技術とも言い換えることができる。ここには、基本的な事実や言葉の定義、概念のみならず、何かを実施するときの手順なども含まれる。
　例えば、【採血】という看護技術であれば、何を行う行為なのか、準備物品とその物品の使い方、血管の探し方や針の挿入のしかたなど、【採血】に関わる一連の知識と手技を学習する。これらはすべて「アイデア」の領域に含まれる。認知領域タキソノミー(p.11)の「知識」「理解」がこの段階に主に該当するものと考えられる。

Connections つながり

　学んだ「アイデア」が、他の教科などの知識とどう関係しているのか、実生活の内容とどうつながっているのか、といった知識や概念どうしの関係性を述べたり、新たな学びを既知の知識や経験に結びつけて考えたりする段階である。
　前述の【採血】の例であれば、解剖学で学んだ知識と合わせ、なぜこのような物品を使い、なぜこのような技術手順を行うのかを理論的に説明できるようになることや、実際に看護師が採血を行っている場面において、自分が学んだ技術がどのように使われているのかを認識することなども「つながり」の段階といえる。認知領域タキソノミーの「応用」「分析」が該当すると考えられる。

Extensions 応用

　応用は、学びの深まりの最後の段階で、学んだことを意識的に経験に結びつけるようなことをしなくとも、自然と使いこなすようになる境地である。
　この段階になると、学んだ「アイデア」をまったく新しい状況に対応するために、文字どおり"応用"できるようになる。再度、【採血】の例をあげるならば、採血に関する理論を理解したうえで、より良い方法について改善案を出すことや、実際の患者に対して自らが実施しやすい方法でそのときの状況に合わせて採血できるようになることも「応用」の段階に到達しているといえる。認知領域タキソノミーの「総合」「評価」が該当すると考えられる（図Ⅵ-2-1）。

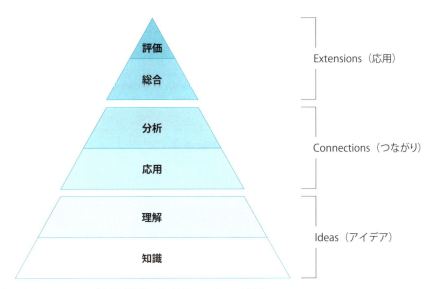

図Ⅵ-2-1　タキソノミー（認知領域）とICEモデルの関係
〔Bloom BS(ed)：Taxonomy of Educational Objectives, Handbook 1：Cognitive Domain, David McKay Company, 1956. より筆者作成〕

　ここで注意すべきは、タキソノミーでは下位から上位に向かって学習が進んでいくことが想定されているが、ICEモデルは単純な順序関係ではないということである。学習は一方向に進んでいくのではなく、「応用」することで、新たな「つながり」が見えてくる場合も、新たな「アイデア」を理解できるようになる場合もあるように、全体が連動し変化し続けていくものであると考える。また、情意領域、精神運動領域については述べていないが、ICEモデルでは認知領域、情意領域、精神運動領域もそれぞれ独立しているものではなく、複合して考えるものであるという立場を取っている。たしかに、知識がなければ価値判断することはできないし、技術も実際の場面で使用することはできないであろう。

　図Ⅵ-2-2は、ヤングが研修時に使用したICEモデルの概念図である。ここからも、ICEモデルが階層型ではないことがわかる。これは、一般的な課題評価のルーブリックとも大きく違う点である。ルーブリックは、成績評価に使用されることが多いため、尺度の記述は計量的で順序性があり、上位のレベルに達していれば高得点を与えるというような使い方が一般的である。しかし、ICEモデルでは、「応用」レベルまで到達すれば最高点を与えるというものではない。**表Ⅵ-2-1**のように各段階に配点し、それぞれの段階で到達度を評価して点数を与えることになる。

　例えば、【採血】の例であれば、採血技術についての学びを考えたとき、採血に関する一連の手順を理解しているか（「アイデア」）、血管の解剖と採血方法の関連がわかっているか（「つながり」）、血管の場所や状態に応じて採血方法を変える提案ができるか（「応用」）、といった段階で構成されている。これらはすべて関連しているが、「アイデア」の部分が完璧でなければ、「応用」がまったくできないというわけではない。採血手順に一部あやふやな部分があっても、血管の解剖と採血方法の関連については説明できるかもしれない。

　このように、ICEモデルはルーブリックの形をとっているが、どの程度課題ができているかという完成度のような量的な視点ではなく、課題や学習の深まりをどう見るかという質的な視点を与えているものであるといえる。

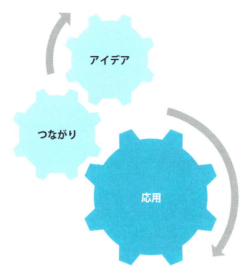

図Ⅵ-2-2　ICEモデルの概念図
(Young SF：ICEモデル―看護・医療系大学のためのルーブリックの設計，日本私立看護系大学協会「大学における教育に関する事業」，日本私立看護系大学協会，2015．より)

表Ⅵ-2-1　課題の採点例

課題　学んだ看護理論をモデル事例に当てはめて、どのように使うか書きなさい。

	アイデア	つながり	応用
内容 70点	学んだ看護理論の構成要素について説明できる。	学んだ看護理論を用いてモデル事例の患者の状態を解釈できる。	学んだ看護理論を用いてモデル事例の患者に必要な看護を計画することができる。
体裁 30点	レポートは体裁に従い書かれている。	レポートは、読み手の読みやすさを考えて順序立てられている。	レポートは、読み手の興味を引くように工夫されて書かれている。
配点	20％	40％	40％

ICEモデルをどう活用するか

　ICEモデルは、本来、学生の成績や学習を評価することを目的に考えられたものではない。学生に対して、どのように学習を深めていってほしいのかを説明するためにつくられたものである。例えば、「日米の看護師の役割の違いについて述べよ」という課題であれば、出題の意図は「日米の看護師の役割」について何か述べればよいのだなということはわかるが、どれだけの内容を求めているのかは不明である。役割の違いを単純に述べる学生もいれば、役割の違いとその役割の違いが生まれた理由まで述べる学生もいるであろう。その場合、理由まで調べて考えてきた学生のほうが学びは深まっていると考えられる。

　このようなとき、学びの方向性をコントロールするためにICEモデルを活用するのである。学生に対し、日米の看護師の役割をそれぞれ説明すればよいのか（「アイデア」）、日米の看護師の役割の違いに加えて役割の違いが生じてきた理由についてまで述べればよいのか（「つながり」）、さらにそ

表Ⅵ-2-2 ICEモデルの概要と提案する動詞の例

Ideas（アイデア）	Connections（つながり）	Extensions（応用）
そのことについて知っている	どのようにか、なぜなのか理解している	さらに先を考える
基本的な情報に関する事実の記憶	異なる文脈にまたがっている普遍的なアイデアがわかること	将来の結果を予測すること
基本的概念の理解	概念間の関連や因果関係を説明すること	解決を提案すること
（例：慣習、原理、手順、傾向、法則）	既知の知識と経験を結びつけること	見解を弁明すること
		成果を評価すること
提案する動詞		
・定義づける　・記述する ・説明する　・分類する ・一致させる　・明らかにする ・列挙する　・位置づける ・認める	・応用する　・比較する ・対比する　・類別する ・組織化する　・分類する ・識別する　・解釈する ・統合する　・修正する ・格付けする　・解決する	・計画する　・展開する ・診断する　・評価する ・推定する　・審理する ・予測する
Novice（初学者）　→　専門的技術レベルの増加性　→　Expert（熟達者）		

(Davidson LK：Online module workshop-Developing learning objectives/ICE model. School of Medicine, Queen's University, 2009. を一部改変し、筆者が対訳を追加)

こから、今後日本の看護師の役割がどのように変化していくのかの予測を述べればよいのか（「応用」）といった、内容の深さ、期待する学習を説明する視点としてICEモデルを使用する。

表Ⅵ-2-2はICEモデルについて表形式にまとめられたものである。この表はそれぞれの段階が意味するものと、それぞれの段階で使用される動詞例が記述されている。動詞は、期待する認知プロセスやその深さを示している。ICEモデルにおいては、その動詞は単にその動作だけを意味しているものではない。例えば「アイデア」レベルの学びである「定義づける」や「説明する」は、定義づけるために本質をとらえることや、説明するためにわかりやすく道筋を立てることも含んでいる。ICEモデルは、学生にどのような動詞を示すかによって、学習の深さや学習成果が変わってくることを示唆しており、学生の学びを自在に促進させるためのツールといえる。さらに、学生がある課題についてどの動詞を使っているかを見ることで、学生の学習の深さをアセスメントすることもでき、教員がその後の教育の方向性を考えるためのツールともなり得るものである。

文献
1) Young SF, Wilson RJ（著），土持ゲーリー法一（監訳），小野恵子（訳）：「主体的学び」につなげる評価と学習方法—カナダで実践されるICEモデル，東信堂，2013.

3 採点指針ルーブリック

　ルーブリックにはさまざまな形式がある。そのなかでも、最高評価のみの評価基準、すなわち評価基準が1つしかないものを、**採点指針ルーブリック**と呼ぶ(**表Ⅵ-3-1**)。

　評価は教育のために行うものであるため、何点なのか、どこができていなかったかを示すだけでは不十分である。そのため、採点指針ルーブリックには、改善したほうがよい項目や内容についてコメントを返すためのコメント欄を設けるようにする。

　あまり学習が進んでいない学生は、間違いや不足が同じように出てくるため、教育的な観点からもフィードバックの容易性という観点からも、陥りやすい間違いや不足が最初から記載されている多段ルーブリックのほうが望ましい。

＊　＊　＊

　採点指針ルーブリックは、最高レベル以外の水準を作成しないため、作成は3段階以上の多段ルーブリックに比べ容易である。しかし、採点後のフィードバックについては、何に課題がありどう改善すればよいかについてコメントを書かねばならないぶん、多段ルーブリックに比べて手間がかかってしまうものである。

表Ⅵ-3-1　採点指針ルーブリックの例

課題 プロジェクト学習における成果プレゼンテーション

評価観点	評価基準	コメント
内容	□プロジェクトの目的と概要を述べている。 □プロジェクトの成果について述べている。 □プロジェクトの今後の展望と課題について述べている。 □プロジェクト学習による学生の学びを述べている。 □プロジェクト学習による学生の学びの理由について述べている。 ■構成はわかりやすく、一貫しており、説得力がある。	目的と成果が合っていない。プロジェクトの目的を達成することによってどのような成果が得られたのかを述べるとよい。 (-10点)
プレゼンテーション	■発表者の言葉の速さ、声の大きさ、明瞭さは適切である。 □言葉遣いや態度は丁寧である。 □効果的なジェスチャーやアイコンタクトを使用している。 □プレゼンテーションソフトなどのツールを効果的に使用している。	声は大きいが、話すのが速い。緊張すると早口になることが多いため、気持ちゆっくり話すとよい。 (-5点)

■は改善が求められる項目

4 長期的ルーブリック

　教育目標は、学生への教育活動を展開する際に、重要な指針となるものである。また、それは学生の学習状況を確認するための基盤となるものである。

　目標は学習成果を表し、それには知識の獲得だけでなく、技術や精神運動技能の上達、価値観の醸成なども含まれる。効果的な教育活動を行っていくためには、どのような能力を育成したいかという明確な目標の設定が必要不可欠であり、その目標は現実的で理解可能、達成可能なものでなければならない。

　目標には、いくつかの種類とレベルがある。種類のうち1つは、教育を行う領域に対して、どのようなことが期待されるかということを一般的に表現した**一般教育目標**(General Instructional Objectives：GIO)で、もう1つは、その目標を達成したことを示すために、学習者は何ができればよいかを明らかにした**個別行動目標**(Specific Behavioral Objectives：SBO)である。

　レベルについては、まず教育機関・学部の教育目標として一般教育目標がある。その次に、コース・科目ごとの一般教育目標があり、授業の一般教育目標が設定され、最後に授業の一般教育目標を示すための個別行動目標が設定される。教育目標と教育課程、評価の関係を**図Ⅵ-4-1**に示す。

　看護学教育は、指定規則に定められた科目があり、国家試験の出題基準もある。さらには、看護学教育モデル・コア・カリキュラムも発表され、看護師学校養成所における全体の一般教育目標と個別行動目標は、ある程度明確化されてきている。しかしながら、どの科目でどのような目標を設定し、どのような順番で教育を行い、どのような方法により目標を達成させ、どのように最終的な目標を評価するかなどは、各教育機関に委ねられている。

　ガニェは、1つの科目や学習課題のなかには多くの学習要素が含まれ、その学習要素が集まって階層的組織を構成し、最終的な学習課題となると考えた（**図Ⅵ-4-2**）。これを看護学教育で当てはめていうならば、各科目の各授業で、患者をアセスメントするための知識、看護技術などの個々の学習要素があり、これらが統合されて、看護実践能力の獲得という最終的な教育目標の達成となるということである。

　したがって、最終的な目標を達成するためには、階層的な能力を順次獲得しながら、より上位の目標に向けて学習していく必要がある。そのため、単純に科目を並べ、ランダムに個別行動目標を達成していくだけでは、教育目標の達成を考えるうえでは不十分である。

　この教育機関における最終的な教育目標を達成させるために、どのような順番でどのような能力を育成していくかを定めたものがカリキュラムである。このカリキュラムがねらいどおり能力を育成しているのかを点検するために役立つものとして、長期的ルーブリックがある。

　ルーブリックのなかでも、特定の学習課題の種類や単元を超えて、能力の育成状況を長期的な視点でとらえるための評価指標を、長期的ルーブリックという。ほかにも、科目全体の達成状況を示した科目ルーブリックや、カリキュラムによる最終的な能力を評価するカリキュラムルーブリックもある。

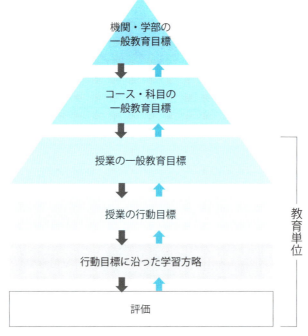

図Ⅵ-4-1　教育目標と教育課程、評価の関係

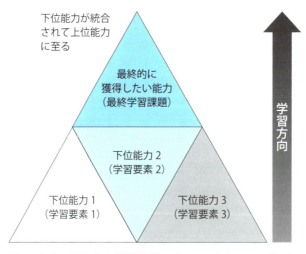

図Ⅵ-4-2　最終的な学習課題に向けて（ガニェの考え）
〔Gagne RM, Briggs LJ（著），持留英世，持留初野（訳）：カリキュラムと授業の構成，北大路書房，1986．より〕

　表Ⅵ-4-1は、教育目標を学年ごとにどのように深めていくかを示した長期的ルーブリックの例である。一番左の列は教育目標を表しており、その教育目標を達成するために必要な能力として評

表Ⅵ-4-1 大学における教育目標達成のための長期的ルーブリック例

教育目標	評価観点	規準	1～2年生レベル	2～3年生レベル	3～4年生レベル
科学的思考力と問題解決能力を有し、看護の発展に寄与できる人材の育成	看護実践に必要な知識	看護の対象とその看護を理解するために必要な知識。	看護の対象とその看護に関する知識がある。	看護の対象に関する現象と修得した知識とを関連づけてとらえる。	看護の対象とその看護を統合して理解できる。
	疑問をもつ力	さまざまな現象に対して、なぜ起こるのか疑問に思うこと。	発問を受けることにより疑問をもつことができる。	新しい出来事を経験したときに、その出来事に対し自ら疑問をもつことができる。	さまざまな現象に対して自ら疑問をもち、その疑問を解決できる。
	論理的思考	複雑な事象の本質と構造を理解するために筋道を立てて考えること。	複雑な事象を整理して考えることができる。	複雑な事象を整理し、筋道を立てて構造を考えることができる。	複雑な事象を整理し、本質を見出したうえで、その構造を理解できる。
	計画立案力	現状を把握し、課題の因果関係を分析し、適切な目的と目標を設定したうえで、実行可能な計画を立案すること。	目の前で起きている現象から現状を把握し、課題となることを考えることができる。	課題の優先順位を考え、その因果関係を分析したうえで、適切な目的、目標を設定できる。	目的、目標を達成する現実的な計画を立案できる。
	リフレクション力	自らの経験を振り返り、経験した出来事の意義を探り、その経験における自分のあり方を見つめ直すこと。	自らの経験を振り返ることができる。	自らの経験を振り返り、経験した出来事の意味を探究することができる。	自らの経験を振り返り、経験した出来事の意味を探り、経験における自分のあり方を見つめることができる。
生涯にわたって自己学習、自己研鑽をする基礎的態度の育成	生活管理力	自らの生活環境などを整え、自律して自己の目標達成に向けた行動ができること。	健康を維持するために日常生活管理を行っている。	自己の目標達成に向け、日常生活管理のための計画ができる。	自己の目標達成に向けた、日常生活管理のための計画を実施できる。
	専門職意識	看護に携わる者としての自覚と責任感をもち、規範に則り、自らを律する意識をもつこと。	看護に携わる者としての規範を理解している。	看護に携わる者としての自覚と責任感をもっている。	看護に携わる者としての自覚と責任感をもち、規則に見いだすことができる。
	向上心	設定した目標を達成するために、自分の能力・性質などをより高めようと努力すること。	自己の能力・性質などを把握できる。	設定した目標を達成するために、自己の能力・性質などを高めようと努力している。	設定した目標を達成するために、自己の能力・性質などを高めようと継続して努力している。

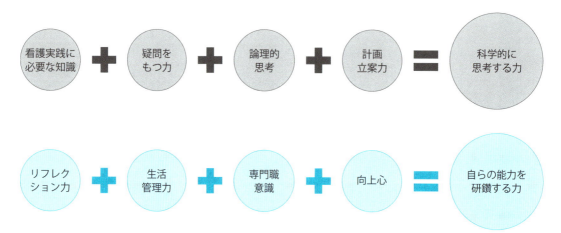

図Ⅵ-4-3　教育目標を達成するために必要な能力としての評価観点

価観点がある（図Ⅵ-4-3）。規準は評価観点を説明するもので、その右の列が評価尺度となる。このルーブリックは、レポート課題の評価のように点数を付けるためのものではない。どの段階でどこまで能力や態度を身につけさせるかということを示しており、評価尺度が学年などの学習の進行で、評価基準の部分がベンチマークを示している。関西国際大学でも同様のルーブリックを作成しており、「KUISs 学修ベンチマーク」と呼称している[1]。

　この長期的ルーブリックのつくり方としては、各時期において到達が望まれる能力の程度を記述する。その際、第Ⅰ講で取りあげたブルームのタキソノミー（p.11）や、前述の ICE モデルの考え方（p.134）が役に立つだろう。学年進行とともに、認知領域、情意領域、精神運動領域の学習が発展的に上位のレベルになっていくことをイメージすると作成しやすい。最終的な到達目標については、学校の教育目標やディプロマポリシーを参考に定めるとよい。

　長期的ルーブリックを作成することで、カリキュラム進行に伴う学生の能力の成長を評価することができ、カリキュラムの点検と改善に役立つ。

文献
1) 関西国際大学：KUISs 学修ベンチマーク
https://www.kuins.ac.jp/about/info/mission.html#4 （2024 年 6 月閲覧）

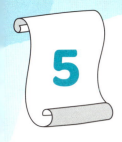

5 評価する教員側の成長を促すもの

　本書はここまで、ルーブリックが注目されてきた背景や、そのもたらすもの、作成法について解説してきた。実際にルーブリックをつくり、運用してみるまでは、その必要性や作成の困難さを実感するのは難しいだろう。

　ルーブリックは、評価のためのツールであるが、本当に「使える」ものをつくろうとすると、教えている教育そのものを見つめ直す必要がある。

　例えば、患者のアセスメントであれば、ゴードンの枠組みなどで情報を整理し、現在の健康課題とその原因、将来のリスクについてアセスメントしていく。そのとき、論理的で飛躍していないアセスメントを求めるが、学生が書いてきたものに対して、「これは論理的ではない」「これは飛躍している」と、どのように教えれば学生はわかるのだろうか。複数の教員で採点することを考えたルーブリックを作成するとき、できる限り「妥当である」「十分である」などの教員の主観が入り込む余地が多い表現は避けるべきであるが、では「妥当である」とはどのような状態を指すのであろうか。これらのことをクリアしない限り「使える」ルーブリックを作成することは難しいのである。

＊　＊　＊

　筆者のメッセージを最後にくり返す。
　ルーブリックとは、学生を評価し教育するためのツールであるが、同時に教員自身の成長を促すものなのである。

おわりに

　2012（平成24）年8月に公表された中央教育審議会答申「新たな未来を築くための大学教育の質的転換に向けて〜生涯学び続け、主体的に考える力を育成する大学へ〜」において、学生の学修成果の把握方法として、アセスメント・テスト（学修到達度調査）や学修行動調査のほか、ルーブリック、学修ポートフォリオ等の活用が例としてあげられている。高等教育においてルーブリックの活用が広がりを見せたのは、この答申を受けてのものと考えられる。
　今日では非常に多くの高等教育機関においてルーブリックが導入されており、看護師養成機関において看護実践能力を評価するものとして、実習評価にルーブリックが活用されている。

　看護学実習においてルーブリックが導入される以前は、実習目標に対して「できた・まあまあできた・普通・あまりできなかった・できなかった」といった5段階評価などが使用されており、採点する教員の主観が多分に入り込むものであった。教員は、それぞれ経歴も違えば、大切にしているものも違っている。そのため、同じ成果物でも採点基準が明確でなければ、教員によって評価が異なることは、十分にありえることである。もし、採点する教員によって評価が異なるのであれば、学生は自らの学修成果を積み上げることよりも、教員の顔色を窺うことに注力するだろう。ルーブリックは、こうした教員ごとに評価が食い違うことを防ぐことが期待できる、一貫した評価を行うための評価ツールである。そのため、その前提として、学生が達成すべきパフォーマンスを評価水準ごとに具体的に記述する必要があるのである。

　しかし、看護学実習の評価ルーブリックのなかには、具体的なパフォーマンスが記述されておらず、教員の主観によって評価が分かれてしまうようなものもいまだに散見される。それは本書において「良くないルーブリック」として例にあげたようなものである。こうした状況がおきる原因は、高等教育においてのルーブリックの活用はまだ日が浅く、どのように作成すればよいか十分に研究されていないためだと考える。実際に私がルーブリック研究の動向について文献検討を行った結果、ルーブリックの妥当性検証に関わる論文は非常に少なく、どのような表記がよいと検討しているものは見当たらなかった〔北川明，小室葉月，永井菜穂子，大和広美：保健医療福祉分野におけるルーブリック研究の動向と課題，第39回日本看護科学学会学術集会講演集，Page［PA-6-13］，2019．〕。そのため、誰もが手探りで作成するなかで、結局、教員の主観によって評価を行うようなものが生まれてしまったのだと思う。このような学生の能力を適正に評価できないルーブリックは、ルーブリック本来の意味を損なうものであり、労多くして功少なしというべきものである。

本文のなかでくり返し述べているが、教育を行ううえでルーブリックは非常に有用なものである。教員の評価が適切になるだけでなく、学生の学びを促進する効果があることも数多く先行研究で報告されている。ルーブリックが有用なものとなるためには、当然であるが有用となるように作成しなければならない。本書は、読者の皆様が作成されるルーブリックがさらに、真の意味で教育に役立つにものになるようにと、これまでの試行錯誤と研究成果をもとに論理的であることを心がけて書き上げたものである。読者のなかには、本書に書かれているルーブリックの説明に対して、少し違うと思われる方もおられるかもしれない。しかし、本書の中核的な考えである、"教育目標を具体化し、育てたい学生のイメージを明確にしていくということ"は必ず先生方の教育と学生の学習に役立つものと信じている。

　【看護教育・研究のためのオンラインプラットフォーム NEO（ネオ）】(https://neo.islib.jp/)などを通して、筆者らに忌憚のないご意見・ご批評をいただければ幸いである。

＊　＊　＊

　最後に、筆の遅い私を励ましながら尽力いただいた青木大祐氏をはじめとした医学書院の皆様と、私たち教員とともに学び合う教育現場のパートナーである学生たちに、深く感謝の意を表したい。学生たち、ひいてはその未来の看護実践が届けられる患者たちのためのものでなければ、看護教員の仕事に意義はない。

　本書が看護を教える人にとっての良書の1冊に加わればうれしく思う。

　著者を代表して

北川　明

索 引

数字・欧文

数字
5段階相対評価 …………………………… 5

A・C
Association of American Colleges & Universities（AAC & U） ………… 16
connections ………………………… 134, 135, 137

E・G
extensions（応用） ……………… 134, 135, 137
General Instructional Objectives（GIO） ……… 139

I
ICE モデル ……………………………… 134, 141
―― の概念図 ……………………………… 135
ICE ルーブリック ………………………… 134
ideas ……………………………… 134, 135, 137

K
knowledge-based society …………………… 2
KUISs 学修ベンチマーク ………………… 141

P・R
Plan-Do-Check-Act cycle（PDCA サイクル）…… 4
rubrica …………………………………… 15

S
SOAP …………………………………… 72
Specific Behavioral Objectives（SBO） ……… 139

和文

あ
アイデア …………………………… 134～136
アウトカム評価 ………………………… 5
アウトプット評価 ……………………… 5
アクティブ・ラーニング ……………… 2
アセスメント …………………………… 37

い
一般教育目標 …………………………… 139
インターネット ……………………… 2, 126

え
演繹 ………………………………… 31, 33
演繹的方法 ……………………………… 19
――、ルーブリック作成の ……………… 28

お
応用 ……………………………… 11, 134～136
オーセンティック（真正の） ………… 15

か
概念を具体化する ……………………… 55
学習者 …………………………………… 2, 4
―― 自身の価値の探求 ………………… 3
―― 自身の態度 ………………………… 3
―― の作品 ……………………………… 15
―― のふるまい ………………………… 15
学習成果 ………………………………… 139
学習パラダイム ………………………… 2
学習目的評価 …………………………… 5
学習目標の最高水準リスト …………… 29
学習目標リスト ………… 54, 64, 71, 77, 79, 86, 94, 101
――、課題の …………………………… 29
学生
―― が勉強しない ……………………… 50
―― の課題の出来が悪かった ………… 50
―― の思考訓練 ………………………… 132
―― の学び ………………………… 25, 137
学力格差 ………………………………… 6
課題 ……………………………………… 17
―― の書き方 …………………………… 17
―― の書き方の具体例 ………………… 17
―― の学習目標リスト ………………… 29
―― の採点例 …………………………… 136
―― の出来が悪かったとき …………… 50
価値
―― の個性化 …………………………… 13
―― の探求、学習者自身の …………… 3
価値観の違い …………………………… 32
価値づけ ………………………………… 13
学校の教育目標 ………………………… 141
ガニェ …………………………………… 139

科目ルーブリック ……………………………… 139
カリキュラム …………………………………… 139
カリキュラムルーブリック …………………… 139
看護学教育 ……………………………………… 139
　── での評価 ……………………………………… 9
看護学教育モデル・コア・カリキュラム …… 139
看護過程 ……………………………………… 9, 38
　── の展開 ……………………………………… 37
看護技術演習 ……………………………………… 3
看護教員 …………………………………………… 3
看護実践能力 ………………………………… 2, 4, 7, 15
看護実践を中心にした評価 …………………… 10
看護を教える人 …………………………………… 4
関西国際大学 …………………………………… 141
患者理解 ………………………………………… 120
完全習得学習 ……………………………………… 6
管理目的評価 ……………………………………… 5

き

聴く以上のこと …………………………………… 3
基準 …………………………………………… 17, 20
　──、明確な …………………………………… 16
規準 ……………………………………………… 141
基礎看護学演習 ………………………………… 54
技能習得の段階 ………………………………… 13
機能的健康パターン、ゴードンの 11 の …… 18, 78
帰納的方法 ……………………………………… 19
　──、ルーブリック作成の …………………… 32
基本構造、ルーブリックの …………………… 17
客観テスト ………………………………………… 4
キャロル …………………………………………… 6
教育
　── の進化 ……………………………………… 2
　── の方向性 ………………………………… 137
教育活動 ………………………………………… 131
　── と直接的に関係する評価 ………………… 4
教育者 ……………………………………………… 2
　── の役割 ……………………………………… 2
教育目標 ………………………………………… 139
　──、学校の ………………………………… 141
　──、授業の …………………………………… 28
　── の具体化 …………………………………… 7
　── の分類体系 ……………………………… 11
教育目標分類に沿ったルーブリック ………… 9
教員 ………………………………………………… 4
　── 間での評価結果のズレ …………………… 51
　── 自身の成長を促すもの ………………… 143
　── の印象とのズレ、採点結果 ……………… 51
　── の価値観 …………………………………… 24
　── の主観 …………………………………… 143
　── の助言量 ……………………………… 26, 36

　── の振り返り ……………………………… 131

く

具体化、教育目標の ……………………………… 7
クラス分け ………………………………………… 5
グループ化 ……………………………………… 30

け

形成的評価 …………………………………… 5, 6
　── とルーブリック …………………………… 7
消せるボールペン ……………………………… 49
権威ある赤 ……………………………………… 15
研究目的評価 ……………………………………… 5

こ

行為動詞、行動目標における ………………… 13
高次の思考 ………………………………………… 3
構造化 …………………………………………… 18
行動 ……………………………………………… 17
高等教育の流れ …………………………………… 2
行動目標における行為動詞 …………………… 13
ゴードンの 11 の機能的健康パターン
　……………………………………… 18, 78, 120, 143
個人内評価 ………………………………………… 5
国家試験の出題基準 …………………………… 139
個別行動目標 …………………………………… 139
　──、評価における …………………………… 14
個別性 …………………………………………… 50
コミュニケーション ……………………… 10, 116

さ

再学習 ……………………………………………… 7
最高水準
　──、E プランの ……………………………… 93
　──、O プランとして ………………………… 66
　──、T・E プランとして ………………… 65, 66
　──、T プランの ……………………………… 93
　──、アセスメントにおける ……………… 78, 121
　──、看護援助実施時の ……………………… 72
　──、「看護援助の実施」における …………… 80
　──、看護援助の評価 ………………………… 72
　──、看護目標の ……………………………… 92
　──、看護問題の明確化における ………… 122
　──、「高齢患者の意思尊重」の ……………… 94
　──、「児に適したコミュニケーション」に
　おける …………………………………………… 79
　──、「主体的」を評価するための ………… 125
　──、術後看護目標の ………………………… 66
　──、術前看護目標の ………………………… 65
　──、情報収集における ……………………… 77

| ——、「児を1人の人間として尊重する」に
おける 80
| ——、全体像をとらえるうえでの 78
| ——、対象者を尊重したコミュニケーション
の 117
| ——、レポート課題の評価基準の 113
| ——リスト、学習目標の 29
最終的な到達目標 141
在宅看護学実習 60
採点 32
採点結果、教員の印象とのズレ 51
採点指針ルーブリック 138
採点方法、ルーブリックを使った 45
さまざまな形式、ルーブリックの 138

し

時間的効率化 39
時間モデル 6
事業管理 4
思考力 2
自己評価 5
自然化 13
時代の変化 2
質、パフォーマンスの 35
実習
　　—— スケジュール 61, 67, 73, 80, 87, 95, 103
　　—— におけるルーブリック 38
　　—— の目標 34
実習記録 38
　　—— を中心にした評価 9
指定規則（保健師助産師看護師学校養成所） 139
指導目的評価 5
シミュレーション教育 9
周手術期 64
主観、教員の 143
授業改善 50
授業の教育目標 28
授業目標 28
主体的な学びの態度 125
受容 13
種類、評価の 5
順序的関連性、評価の観点の 37
情意目標 34
情意領域 11
　　—— の分類 12
　　—— の目標例 12
条件 17
　　—— の変化や追加 36
小テスト 6
小児看護学実習 76
使用場面、ルーブリックの 8

情報収集 61
助言量、教員の 26, 36
書式 61
知る 13
寝衣交換 54
深化学習 7
真正の評価 15
診断的評価 5
信頼性と妥当性の違い 25

す

スクリバン 6
ストラクチャー評価 5

せ

精確化 13
清拭と寝衣交換の手順書 58
精神運動領域 11
　　—— の分類 12
　　—— の目標例 12
成人看護学実習 64, 71
精神看護学実習 101
成績 132
　　—— の説明、学生に 132
絶対評価 5, 6
全身清拭 54

そ

総括的評価 5, 6
総合 135
相互評価 5
操作 13
相対評価 5, 6
　　——、5段階 5
測定
　　—— の信頼性 25
　　—— の妥当性 24
組織化 13

た

ダーベ 11
態度、学習者自身の 3
タイパ 39
タキソノミー 11, 14, 135, 141
他者評価 5
多段ルーブリック 138
妥当性と信頼性の違い 25
段階のつけ方、ルーブリックの 35

ち・つ

チェック、ルーブリック作成後の 38

知識	11, 135
── の伝達者	2
知識基盤社会	2
中央教育審議会	2
抽象的	
── な概念	55
── な目標からのルーブリック作成	34
長期的ルーブリック	139
つながり	134〜137

て

ディプロマポリシー	141
手順書、清拭と寝衣交換の	58

と

動詞の変化	36
到達目標、最終的な	141
導入方法、ルーブリックの	44
特徴、ルーブリックの	8
特徴抽出	32

な

内容	17
名前づけ	30
並べ替え	32

に

認知領域	9, 11
── の分類	12
── の目標例	12

の

能力	2, 15
── の育成	2

は

パーソナル・リカバリー	102
パフォーマンス課題	15
──、複雑な	18
パフォーマンスの質	35
パフォーマンス評価	9, 15
パラダイムの転換	2
判断力	2
反転授業	3
反応	13

ひ

筆者のメッセージ	143
ビデオ教材	9
評価	13, 135
──、アウトカム	5

──、アウトプット	5
──、学習目的	5
──、看護学教育での	9
──、看護実践を中心にした	10
──、看護を教える人にとっての	4
──、管理目的	5
──、教育活動と直接的に関係する	4
──、形成的	5, 6
──、研究目的	5
──、実習記録を中心にした	9
──、指導目的	5
──、真正の	15
──、診断的	15
──、ストラクチャー	5
──、絶対	5, 6
──、総括的	5, 6
──、相互	5
──、相対	5, 6
──、他者	5
──、プロセス	5
── における個別行動目標	14
── の観点の順序的関連性	37
── の現状	9
── の種類	5
── の信用性	24
── のばらつき	130
評価観点	17, 141
── と評価対象の対応	41
── の具体例	18
── の配置	18
── の命名	33
評価基準	17
──、ルーブリックで用いる	20
──、ルーブリックの	33, 133
── の表記	19
評価結果のズレ、教員間での	51
評価者	7
── の価値観	24
評価尺度	17, 141
── の具体例	19
── の設定	18
標準テスト	15
表の作成	31

ふ

フィードバック	7, 131
── の容易性	138
複雑なパフォーマンス課題	18
複数教員	132, 133
ブラッシュアップ、ルーブリックの	51
振り返り	28, 32

ブルーム	6, 11, 141
プレゼンテーション	17
プロジェクト学習	3
プロセス評価	5
プロセスレコード	38, 102
分析	11, 135
分節化	13
分量、ルーブリックの	39
分類体系、教育目標の	11

へ

ペーパーペイシェント	9
ベナー	13

ほ

ポートフォリオ	130
補充学習	7
ポスター	17
母性看護学実習	86
ポファムの方法	34, 125
ボンウェル	2

ま・み

マスタリー・ラーニング	6
マズロー	122
── の欲求階層	122
学びの過程	134
慢性期	71
見直し、ルーブリックの	51

め

明確な基準	16
命名	30

も

模倣	13
問題解決能力	2

や・よ

ヤング	134
良いルーブリック	24
良くないルーブリック	26

り

理解	11, 135
理解する	13
リカバリー	101
──、パーソナル・	102
──、臨床的	102
リストの作成	29
領域実習の目的	4
領域別全体	81
臨床的リカバリー	102
臨地実習	3

る

ルーブリック	8, 9, 15, 27, 37, 50, 130, 143
──、ICE	134
──、科目	139
──、カリキュラム	139
──、教育目標分類に沿った	9
──、形成的評価と	7
──、採点指針	138
──、実習における	38
──、多段	138
──、長期的	139
──、良い	24
──、良くない	26
──、レポート用汎用	45
── 作成、抽象的な目標からの	34
── 作成後のチェック	38
── 作成の演繹的方法	28
── 作成の帰納的方法	32
── で用いる評価基準	20
── の活用、実習での	38
── の基本構造	17
── のさまざまな形式	138
── の使用場面	8
── の段階のつけ方	35
── の導入方法	44
── の特徴	8
── の評価基準	33, 133
── のブラッシュアップ	51
── の分量	39
── の見直し	51
── のもたらす効果	130
── のもととなるもの	28
── 表記	52
── を使った採点方法	45

れ

レポート	17, 130
レポート課題	112
レポート用汎用ルーブリック	45

ろ・わ

老年看護学実習	90
論文	17
我が国の高等教育の将来像	2